J. Lang

Topographische Anatomie des Plexus brachialis und Thoracic-outlet-Syndrom

Walter de Gruyter
Berlin · New York 1985

Das vorliegende Buch ist Teil des Gesamtwerkes „Läsionen des Plexus brachialis", Hrsg. U. Hase/H.-J. Reulen, das bereits vorliegt.

CIP-Kurztitelaufnahme der Deutschen Bibliothek

Lang, Jochen:
Topographische Anatomie des Plexus brachialis und Thoracic-outlet-Syndrom / J. Lang. – Berlin ; New York : de Gruyter, 1985.
Aus: Läsionen des Plexus brachialis
ISBN 3-11-010160-2

Satz und Druck: Wagner GmbH, Nördlingen. – Bindung: Dieter Mikolai, Berlin. – Umschlagentwurf: Rudolf Hübler, Berlin.

Inhalt

Topographische Anatomie des Plexus brachialis und Thoracic-outlet-Syndrom*

J. Lang

Allgemeines

Abgesehen von supraspinalen oder spinalen intra- sowie extramedullären Beeinträchtigungen kann der Plexus brachialis geschädigt werden.

1. im Bereich der ins Rückenmark ein- bzw. austretenden Fila radicularia,
2. in der Wurzeltaschenstrecke im Bereich der Foramina bzw. Canales intervertebrales,
3. im Hiatus scalenorum,
4. an der kostoklavikulären Passagezone,
5. im Gebiet des Processus coracoideus,
6. distal dieser Zone durch Muskelvariationen in der Regio axillaris oder durch gegenseitige Beeinträchtigung von Nerv und Arterie (z. B. Medianusschlinge).

Abgesehen davon können natürlich Verletzungen an jeder Zone durch äußere Einflüsse auftreten. Die Schädigungen können mehr statische Ursachen haben (z. B. Halsrippen, Mißbildungen der ersten Rippe, beengende Bänder u. a.) oder mehr dynamisch verursacht sein, durch hypertrophierte Muskeln an Engstellen, verstärkten Muskeltonus im Gebiet der Foramina, verminderten Muskeltonus mit absinkender Schulter u. a. Auch arteriosklerotische Veränderungen von Arterien sowie Osteophytenbildungen und Tumoren können den Plexus oder Plexusanteile insbesondere innerhalb der Engzonen beeinträchtigen.

1. Rückenmark im Halsabschnitt

Der Halsteil des Rückenmarks ist nach Ziehen [140] bei Männern im Mittel 9,9 cm, bei Frauen 9,6 cm lang. Nach Lassek und Mitarbeitern [75] besitzt der Halsabschnitt eine mittlere Länge von 9,48 cm (die Gesamtlänge der Medulla spinalis ist 40,97 cm bei einer Körperlänge von 178 cm). Baldwin [6] ermittelte bei Männern eine mittlere Länge von 45,9 cm, bei Frauen von 41,5 cm.

An unserem Untersuchungsgut (vorwiegend alte Menschen, Formalinfixierung) wurden die sagittalen und frontalen Durchmesser des Rückenmarks zwischen C_1 und T_1 vermessen (s. Tab. 1). Außerdem bestimmten wir die Segmenthöhen und die Länge der Fila radicularia ventralia (s. Abb. 1).

Bekanntlich treten über die Hinterwurzel nicht nur sensible Fasern ins Rückenmark ein, sondern auch motorische Fasern aus. Jene Zone, an der die Hinterwurzeln die Pia mater

* Mit Unterstützung der Deutschen Forschungsgemeinschaft.

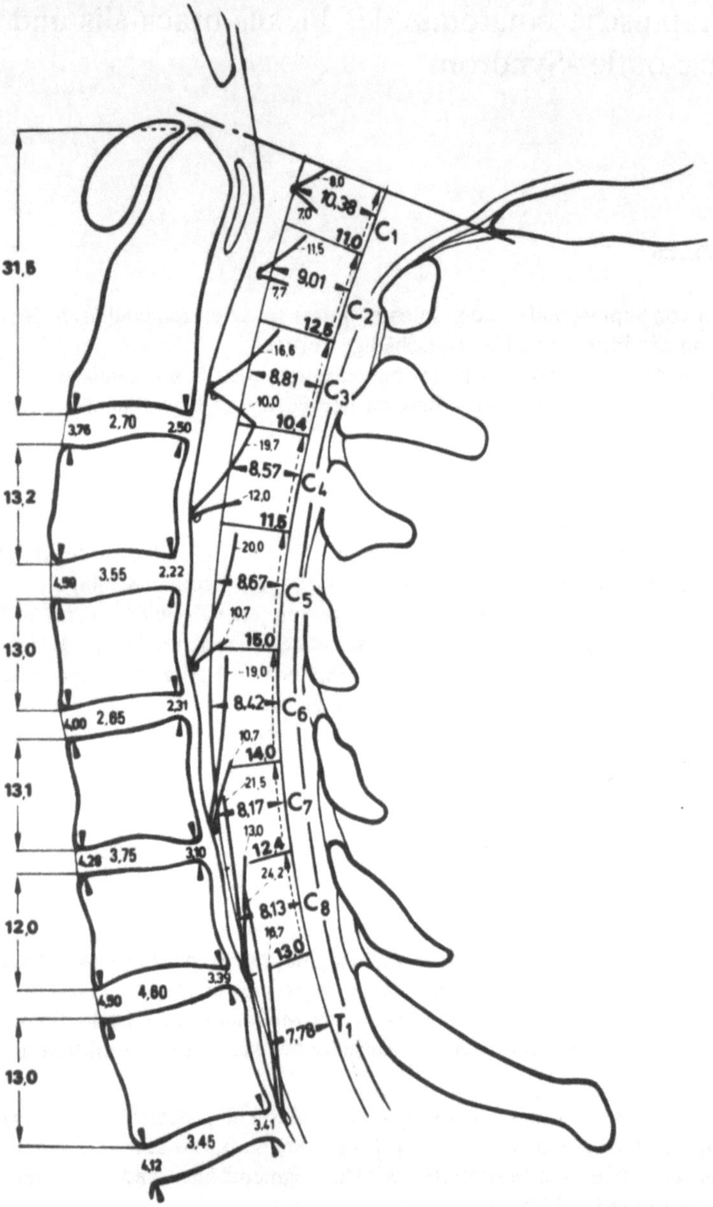

Abb. 1. Canalis spinalis der Halswirbelsäule, Maße und Inhalt. Angegeben sind von links nach rechts mittlere Wirbelkörperhöhen (bei Axis mit Dens), Höhe der Disci intervertebrales (vorne, Mitte und hinten), Länge des jeweils obersten und untersten ventralen Wurzelfadens der Segmente, sagittaler Durchmesser und Höhe der Segmente.

Tabelle 1 Rückenmark, Maße (mm)

	Sagittal Mittelwert	Grenzwerte oberer –	unterer –	Frontal Mittelwert	Grenzwerte oberer –	unterer –
C_1	10,38	11,0	7,0	–	–	–
C_2	9,01	10,0	7,0	10,25	10,5	10,0
C_3	8,81	11,0	7,0	11,00	12,0	10,0
C_4	8,57	9,5	7,5	12,67	13,0	12,0
C_5	8,67	9,0	7,5	12,88	13,0	12,5
C_6	8,42	9,0	7,0	12,17	14,0	10,0
C_7	8,17	9,0	6,0	11,83	13,0	9,5
C_8	8,13	9,0	7,0	10,00	12,0	9,0
T_1	7,78	9,0	6,0	9,67	11,0	8,0

Tabelle 2a Areae radiculares ventrales, Länge (mm)

		Rechts								Links					
		$\bar{x}$	min	max	s	%	n			$\bar{x}$	min	max	s	%	n
C	1	7,9	4,5	11,0	1,7	62	21	C	1	8,9	5,0	15,0	2,0	82	22
	2	12,6	9,0	17,0	2,5	59	22		2	12,3	6,5	16,5	2,4	77	22
	3	12,1	7,5	18,0	2,0	68	22		3	11,6	8,5	14,0	1,7	63	19
	4	12,3	8,5	16,0	1,4	91	22		4	12,1	8,5	17,0	2,1	76	17
	5	13,4	7,5	19,0	2,2	77	26		5	13,1	9,5	16,0	1,8	63	16
	6	13,5	9,0	19,0	2,4	56	27		6	13,5	10,5	18,0	2,8	64	14
	7	12,4	8,5	17,0	2,4	71	28		7	12,0	9,0	18,0	2,3	73	15
	8	11,1	8,0	14,5	2,1	69	26		8	11,1	8,5	14,5	1,8	63	16
Th	1	11,0	7,0	15,0	2,1	76	29	Th	1	10,9	9,0	15,0	1,6	75	16
	2	11,9	8,5	15,5	1,8	65	26		2	12,4	8,5	15,0	1,9	65	17

Tabelle 2b Areae radiculares ventrales, Breite (mm)

		Rechts								Links					
		$\bar{x}$	min	max	s	%	n			$\bar{x}$	min	max	s	%	n
C	1	1,6	1,0	2,4	0,39	57	21	C	1	1,7	1,0	2,2	0,37	73	22
	2	1,8	0,9	3,1	0,57	68	22		2	1,6	1,0	2,5	0,42	64	22
	3	1,7	0,8	3,0	0,55	77	22		3	1,7	0,9	2,6	0,38	79	19
	4	1,8	1,0	2,8	0,50	56	22		4	1,7	1,0	3,2	0,57	76	17
	5	1,9	0,9	3,0	0,61	69	26		5	2,0	1,3	2,9	0,52	69	16
	6	1,9	0,7	3,0	0,65	52	27		6	1,9	1,0	2,8	0,61	79	14
	7	2,0	1,0	3,4	0,62	64	28		7	1,9	1,0	3,1	0,61	73	15
	8	1,9	1,0	3,0	0,59	69	26		8	1,9	1,3	2,9	0,50	62	16
Th	1	1,7	0,9	2,6	0,50	69	29	Th	1	1,8	1,0	3,2	0,54	75	16
	2	1,7	0,7	2,5	0,59	62	26		2	1,8	1,0	2,6	0,47	53	17

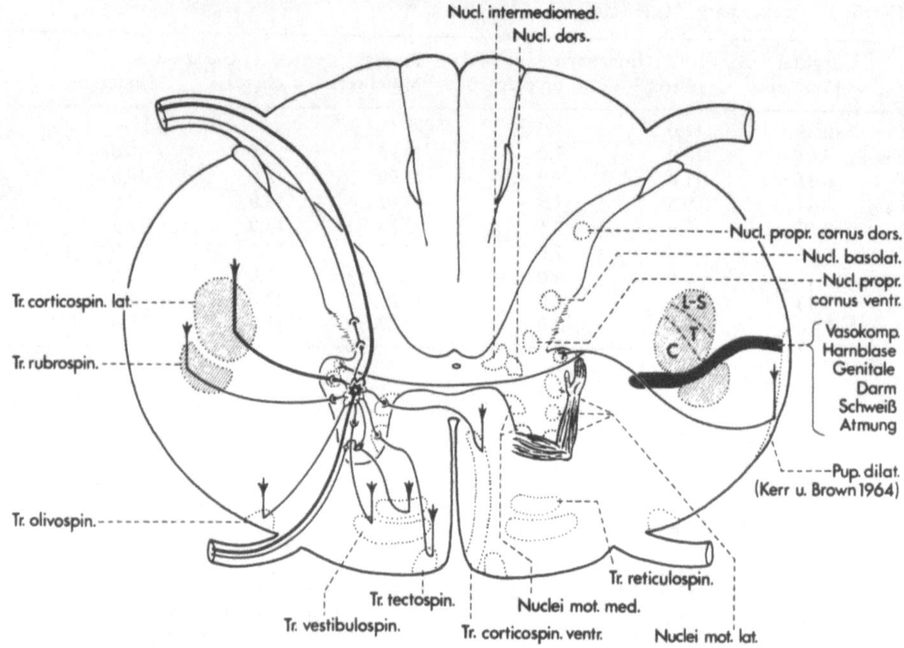

Abb. 2. Die wichtigsten motorischen Bahnen und Kerne des Halsmarkes sowie deren Versorgungszonen an der oberen Extremität.

durchsetzen, wird als Linea radicularis dorsalis bezeichnet. Wir bestimmten 1982 deren Länge, ebenso die der Areae radiculares ventrales, die im Halsbereich mittlere Breiten von 1,6–2,0 mm besitzen. Die Grenzwerte für die Areae radiculares ventrales liegen bei 0,7 und 3,4 mm (s. Tab. 2a u. 2b). Die Fila radicularia dorsalia sind dicker als die vorderen Wurzelfäden und besitzen ein ca. 1 mm langes zentrales Segment. Wahrscheinlich ist dieses im Bereich der sogenannten Piaringe bei Wurzelausriß betroffen (weiteres [70]). Außerdem wurden die Anzahl der Fila radicularia, deren Durchmesser und die Abstiegswinkel der Fila radicularia dorsalia gegenüber der Transversalebene im Halsabschnitt bestimmt (weiteres bei [71] und [73]).

Über den Verlauf der wichtigsten Bahnen im Rückenmark geben die Abbildungen 2 und 3 Auskunft.

2. Fila radicularia, intradurale Anastomosen

2.1 Anastomosen mit dem N. accessorius

Schon 1979 wurde auf die relativ häufigen Anastomosen zwischen den Fila radicularia dorsalia und der Pars spinalis n. accessorii hingewiesen [71]. Dieses Anastomosengebiet ist seit langer Zeit bekannt [4, 5, 57, 60, 89 u. a.]. Wir konnten an unserem Untersu-

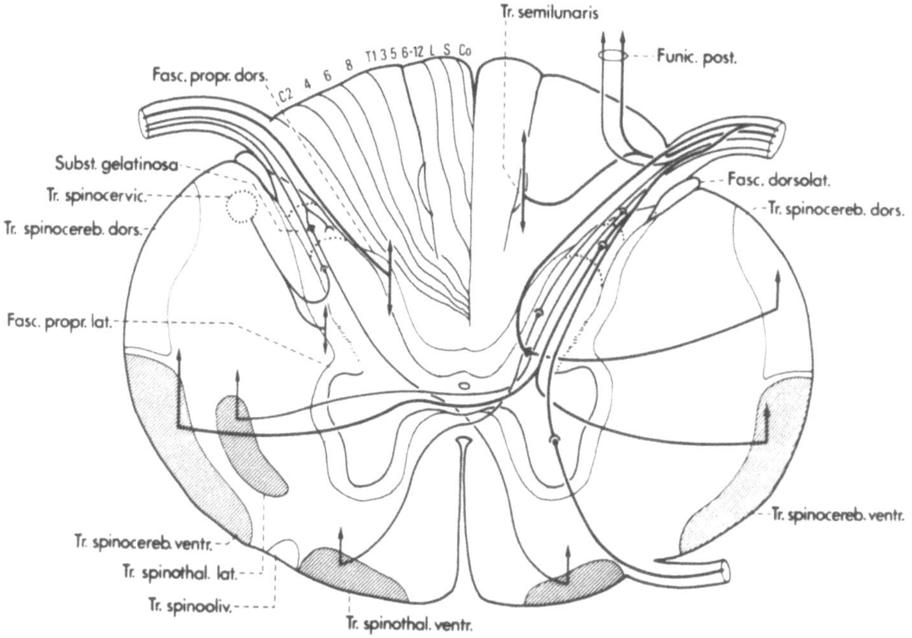

Abb. 3. Die wichtigsten sensiblen Bahnen im Bereich des oberen Halsmarkes (vorwiegend gekreuzte Fasersysteme, schraffiert).

Tabelle 3 Intersegmentale Anastomosen, dorsal

		Links							Rechts				
		K	*N*+	Vorkommen [%]	Fasern	*M*			*N*	*N*+	Vorkommen [%]	Fasern	*M*
C	1–2	21	5	24	1	330	C	1–2	21	6	29	1	275
	2–3	23	14	61	1 bis 2	237		2–3	23	12	51	1	321
	3–4	20	7	35	1	236		3–4	24	11	46	1	232
	4–5	19	9	47	1	297		4–5	23	13	56	1	204
	5–6	18	10	56	1 bis 2	315		5–6	26	14	54	1	268
	6–7	19	7	37	1	275		6–7	26	15	58	1	252
	7–8	19	10	53	1	223		7–8	27	13	48	1	279
	8–Th 1	20	4	20	1	288		8–Th 1	26	9	35	1 bis 2	273
Th	1–2	20	4	20	1	213	Th	1–2	28	6	21	1	201
	2–3	19	2	10	1 bis 2	200		2–3	28	4	14	1	238

chungsgut zahlreichere dieser Anastomosen als frühere Autoren feststellen und auch nachweisen, daß sie nicht nur bei C_1 sondern auch bei C_2 und C_3 (in abnehmender Häufigkeit) vorkommen (s. Tab. 3 u. 4 u. Abb. 4). Betont sei, daß sich im Anastomosengebiet von C_1 rechts in 40,9% , links in 42,9% ein Ganglion nachweisen ließ. Derar-

Tabelle 4 Intersegmentale Anastomosen ventral (µm)

Rechts						Links					
Seg		*n*	*n*+	VK%	Ø (µm)	Seg		*n*	*n*+	V%	Ø (µm)
C	1–2	21	2	10	125, 450	C	1–2	22	3	14	200, 150, 100
	2–3	22	2	9	3×150, 200		2–3	22	2	9	700, 150
	3–4	21	2	10	350, 150		3–4	15			
	4–5	22	4	18	250, 150, 150, 125		4–5	14	3	21	2×125, 200, 150
	5–6	24	4	17	2×200, 200, 150, 150		5–6	14	2	14	200, 400
	6–7	26	1	4	250		6–7	12			
	7–8	27	1	4	250		7–8	12			
	8–Th 1	25					8–Th 1	16	1	6	150
Th	1–2	29				Th	1–2	17			
	2–3	27					2–3	17			

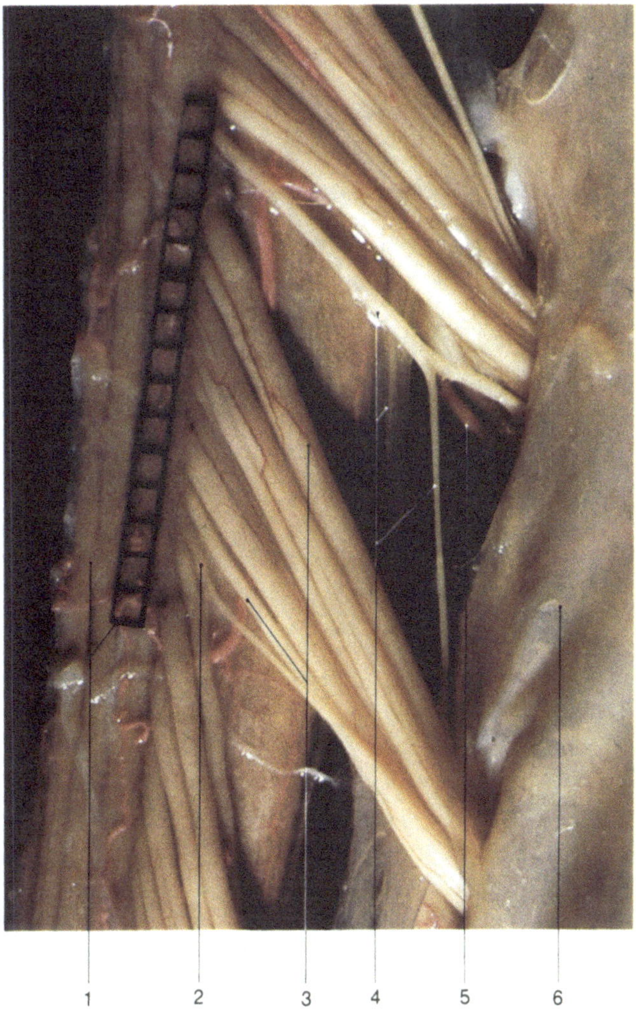

Abb. 4. Interradikuläre Anastomosen der Radices dorsales.
1. Sulcus med. dors. und Millimeterpapier; 2. Mediale interradic. Anastomose; 3. Fila radic. dors. C_8; 4. Laterale interradic. Anastomose und Lig. denticulatum; 5. A. radicularis C_7; 6. Dura mater.

tige Ganglia kommen auch – wenn auch seltener – bei C_2 vor. Bislang ist umstritten, ob es sich bei den Ganglienzellen um Pericaria für Spannungsrezeptoren aus den Mm. sternocleidomastoideus et trapezius handelt oder um ein nach medial in den Subarachnoidealraum verlagertes Ganglion C_1. Ich neige eher der erstgenannten Auffassung zu, da sich an Präparaten mit Ganglion am Anastomosenbezirk außerdem extradural Ganglien am 1. Halsnerv auffinden ließen (Abb. 5). Die Faserdicken der Anastomosen wurden meiner Kenntnis nach von uns erstmalig bestimmt.

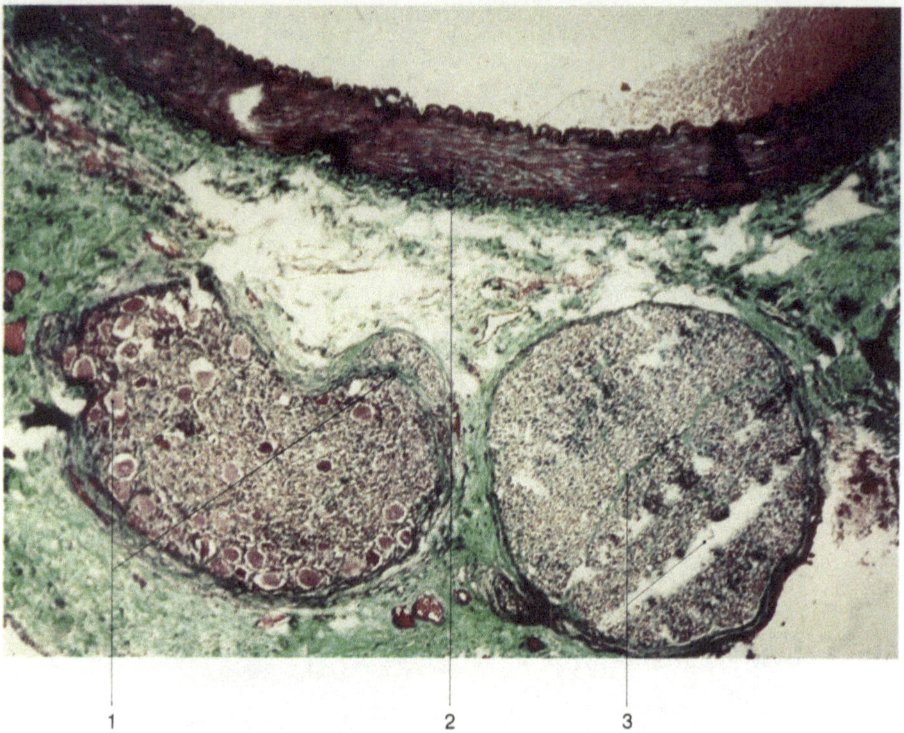

Abb. 5. A. vertebralis, Pars atlantis und Ganglion spinale C_1, Goldner-Elastica.
1. Ganglion spinale C_1; 2. A. vertebralis; 3. N. suboccipitalis, artefizieller Spalt.

2.2 Intradurale, intersegmentale Anastomosen der Fila radicularia dorsalia

Die intersegmentalen Anastomosen der Hinterwurzelfäden sind den Anatomen ebenfalls seit langer Zeit bekannt. So unterschied schon Hilbert [55] aufsteigende, absteigende, intermediäre, sich gabelnde und andere Anastomosen. Über das prozentuale Vorkommen und die Dicke der anastomosierenden Hinterwurzelfasern sind uns keine Untersuchungen bekannt geworden. Diese wurden an unserem Untersuchungsgut ermittelt. Die meisten dieser Anastomosen besitzen Durchmesser zwischen 140 und 330 µm, die Mittelwerte sind in Tabelle 3 (M) angegeben. Zwischen T_{12} und L_1 fanden sich z. B. an der linken Seite derartige Anastomosen in 7%, an der rechten Seite in 12%, zwischen L_1 und L_2 linksseitige Anastomosen in 3%, rechtsseitige in 15% und zwischen L_2 und L_3 fanden sich an 40 auswertbaren Präparaten derartige Anastomosen links in 15%, rechts in 3%. Die mittleren Durchmesser dieser Anastomosen liegen zwischen 192 und 275 µm. Betont sei, daß auch weiter abwärts (an geringerem Untersuchungsgut nachgewiesen) in ähnlichem Prozentsatz Anastomosen an unserem Untersuchungsgut vorliegen.

2.3 Intradurale, intersegmentale Anastomosen der Radices ventrales

Über die ventralen intersegmentalen Anastomosen lagen bislang meiner Kenntnis nach nur allgemeine Befunde vor. So gibt Henle [53] an, daß sie seltener als an den Hinterwurzeln vorkommen, Hilbert [55], daß auch Verbindungen zwischen Vorder- und Hinterwurzeln nachgewiesen werden können. Auch an unserem Untersuchungsgut konnten wir derartige Befunde erheben. Über Anzahl und Durchmesser der intersegmentalen Anastomosen der Vorderwurzeln gibt Tabelle 4 Auskunft. Wichtig erscheint mir der Hinweis, daß schon wegen der intersegmentalen Anastomosen eine streng segmentale Gliederung des Rückenmarks nicht vorliegen kann.

3. Vaginae radiculares

3.1 Ostien

Mein Lehrer von Lanz [74] stellte fest, daß zwischen T_2 und T_{11} getrennte Eingänge in die Durascheiden für die Radices dorsales et ventrales vorliegen können. Im Brustabschnitt kommen am häufigsten zwei Eingänge in zwei durale Wurzelscheiden vor. Frykholm [39] wies für die unteren Halsnerven darauf hin, daß jede Wurzeltasche zwei Öffnungen, eine ventrale und eine dorsale besitzt, die durch ein Duraseptum voneinander getrennt seien. Jedes Wurzeltaschenostium führe in eine individuelle Wurzeltasche für die Radix ventralis und die Radix dorsalis. Wir [73] spreizten den seitlichen Durabezirk voneinander ab und stellten fest, daß zwar zwischen C_1 und T_2 am häufigsten zwei Wurzeltascheneingänge pro Segment vorkommen, jedoch auch gemeinsame Eingänge bestehen können oder drei, gelegentlich auch vier Pori durales für die Nervenwurzeln nachgewiesen wurden (s. Tab. 5). Über den mittleren Abstand für zwei Durataschen pro Segment (bei aufgespreizter Dura mater) gibt Tabelle 6 Auskunft.

3.2 Verlauf und Inhalt

Die Vaginae radiculares bestehen außen aus einer sehr unterschiedlichen dicken Fortsetzung der Dura mater, die innen von einer Arachnoidealhülle um die Radices ventrales et dorsales begleitet ist. Im Bereich des Ganglion spinale setzt sich die Dura mater in das Stratum fibrosum perineurii, die Arachnoidea in das Stratum lamellare perineurii (Nomenklatur nach [70] fort. Innerhalb der Vaginae radiculares konnten wir an der Arachnoidea wie Frykholm [38] Corpora aranacea feststellen, die nur im Bereich der Spinngewebehaut vorkommen. Als Angulus arachnoidealis wurde ein arachnoideales Balkenwerk im Wurzeltaschenbereich bezeichnet, von dem auch Granulationes arachnoideales ausgehen, die wahrscheinlich den Liquor cerebrospinalis zu resorbieren imstande sind. Dieser Angulus arachnoidealis befindet sich am häufigsten in der distalen Zweidrittelzone der Wurzelscheiden. Seine Granulationen reichen nur gelegentlich an benachbarte Venen heran. An 10 Präparaten unseres Untersuchungsgutes wurde histologisch die Strecke zwischen Wurzeltascheneingang und Ganglion spinale vermessen. Bei C_2 beträgt diese Strecke z. B. zwischen 1,5 und 4 mm, bei C_3 zwischen 2 und 8 mm, bei C_4 zwischen 6 und 8 mm, bei C_5 wurden Strecken zwischen 4 und 10 mm ermittelt, bei C_6 zwischen 8 und

Tabelle 5 Anzahl der Durataschen pro Segment (t = Anzahl der Durataschen – Eingänge)

		Links											Rechts								
		N	t_1	V %	t_2	V %	t_3	V %	t_4	V %			*N*	*t*	V %	t_2	V %	t_3	V %	t_4	V %
C	1	17	2	12	15	88					C	1	21	3	14	18	86				
	2	18			11	61	7	39				2	22	1	4	16	73	5	22		
	3	18	1	5,5	9	50	7	39	1	5,5		3	21	1	10	16	76	3	14		
	4	16	4	25	11	69	1	6				4	23			20	87	3	13		
	5	16	1	6	15	94						5	23	3	13	18	78	2	9		
	6	16	1	6	15	94						6	25	1	4	23	92	1	4		
	7	15	1	7	14	93						7	23			23	100				
	8	15			15	100						8	24	2	8	22	92				
Th	1	15	3	20	11	73	1	7			Th	1	26			26	100				
	2	18			17	94	1	6				2	25	1	4	24	96				

Tabelle 6 dt_t mittlerer Abstand für 2 Durataschen pro Segment (mm)

		Links								Rechts					
		M	min	max	*s*	%	*N*			*M*	min	max	*s*	%	*N*
C	1	1,31	0,1	3,6	1,2	89	15	C	1	0,95	0,1	3,0	0,9	83	18
	2	1,06	0,2	2,8	0,8	64	11		2	0,79	0,1	3,0	0,7	81	16
	3	0,46	0,1	1,0	0,3	67	9		3	0,78	0,1	2,0	0,6	78	18
	4	0,49	0,1	1,0	0,3	54	11		4	0,40	0,1	1,0	0,2	80	20
	5	0,35	0,1	1,5	0,3	93	15		5	0,32	0,1	0,8	0,2	72	18
	6	0,52	0,1	2,0	0,5	87	15		6	0,50	0,2	1,5	0,4	78	23
	7	0,59	0,2	2,0	0,5	86	14		7	0,48	0,2	1,2	0,3	78	23
	8	0,79	0,2	2,0	0,4	80	15		8	0,59	0,1	1,8	0,4	77	22
Th	1	0,89	0,2	2,0	0,5	64	11	Th	1	0,71	0,2	1,3	0,3	61	26
	2	1,13	0,4	2,5	0,5	71	17		2	0,86	0,4	1,5	0,4	71	24

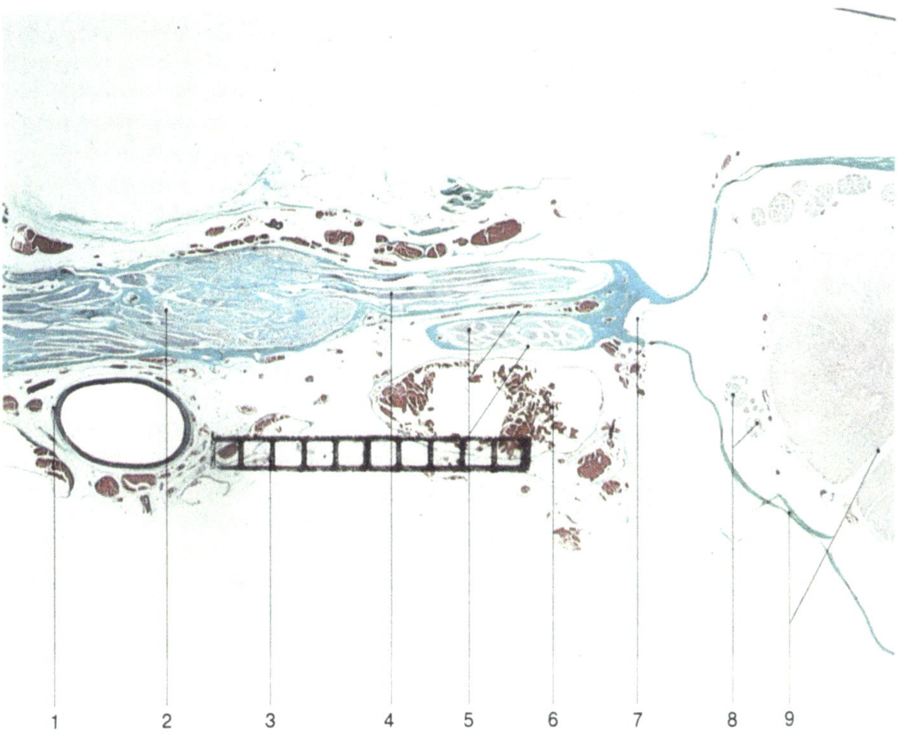

Abb. 6. Wurzeltasche bei C_6.
1. A. vertebralis; 2. Ganglion spinale; 3. mm Pap.; 4. Radix dorsalis; 5. Radix ventralis und Durascheide; 6. V. intervertebralis; 7. Wurzeltascheneingang; 8. Fila radic. ventr. C_7; 9. Dura mater und Fissura mediana ventralis.

10 mm, bei C_7 jeweils 10 mm, bei C_8 zwischen 7 und 8 mm und bei T_1 Abstände von im Mittel 10 mm. Die Distanz: Innere Öffnung der Wurzelscheide zu A. vertebralis machte z. B. bei C_3 12 mm, bei C_4 14 mm, bei C_5 8–16 mm aus. An einer der von uns untersuchten Leichen reichten sämtliche Arachnoidealscheiden in erweiterte Wurzeltaschen bis zum Ganglienabschnitt. Die Fasern der Hinter- (und Vorder-)wurzeln waren jeweils randständig verlagert. Möglicherweise handelt es sich hierbei um Vorstadien sogenannter Wurzeltaschenzysten (s. Abb. 7). Betont sei, daß die A. vertebralis in unmittelbarer Nachbarschaft der Wurzeltaschen verläuft und gelegentlich nicht nur an die Vorderwurzeln, sondern auch direkt an das Ganglion spinale grenzen kann. Es erscheint nicht ausgeschlossen, daß durch Arteriosklerose der Pars transversaria der A. vertebralis die Vorder- oder Hinterwurzeln direkt geschädigt werden können. Auf Kompressionen der A. vertebralis bei zervikaler Spondylose oder Veränderungen der Unkovertebralgelenke wiesen Hutchinson und Yates [59], Sheehan und Mitarbeiter [111] (insbesondere bei Rotations- und Dorsalflexionsbewegungen) besonders hin (Abb. 8 u. 9).

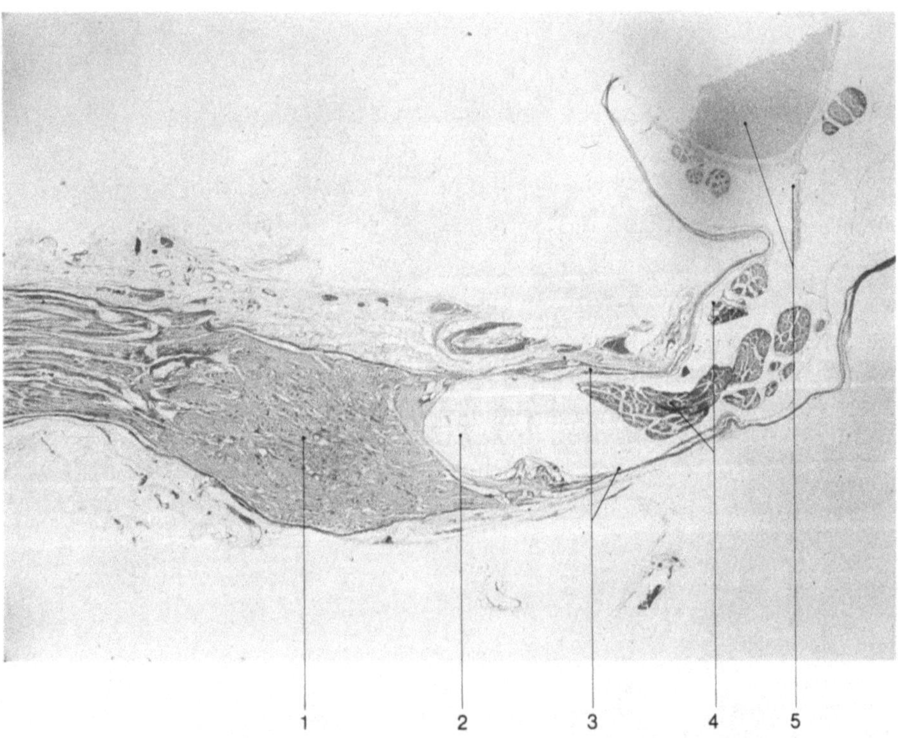

Abb. 7. Liquorraum der Wurzeltasche C_8 reicht bis zum Ganglion spinale, (PAS-Reaktion). 1. Ganglion spinale; 2. Liquorraum; 3. Durale Wurzeltasche; 4. Vorder- und Hinterwurzel; 5. Rückenmark und Ligamentum denticulatum.

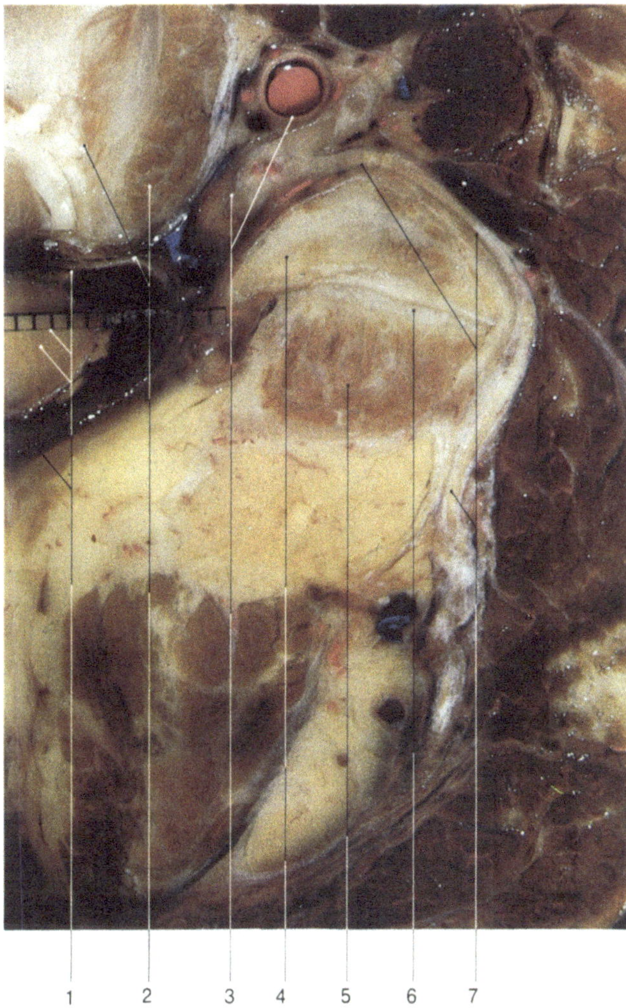

Abb. 8. Halsnerven im Canalis intervertebralis, benachbarte Strukturen, Transversalschnitt bei C_3, von oben.
1. Dura mater und Rückenmark, Millimeterpapier; 2. Symphysis intervertebralis C_2/C_3 und Processus uncinatus C_3; 3. Truncus n. spinalis C_3 und A. vertebralis; 4. Processus artic. sup. C_3; 5. Processus artic. inf. des Axis; 6. Articulatio zygapophysialis C_2/C_3; 7. Ramus dorsalis C_3.

Betont sei, daß an unserem Untersuchungsgut nicht selten Neurinome an den Radices dorsales der Halswirbelsäule vorkommen, die nach Pia [96] auch durch ein Foramen intervertebrale hindurchwachsen und eine Wurzelschädigung auslösen können (s. [73], Abb. 8 a).

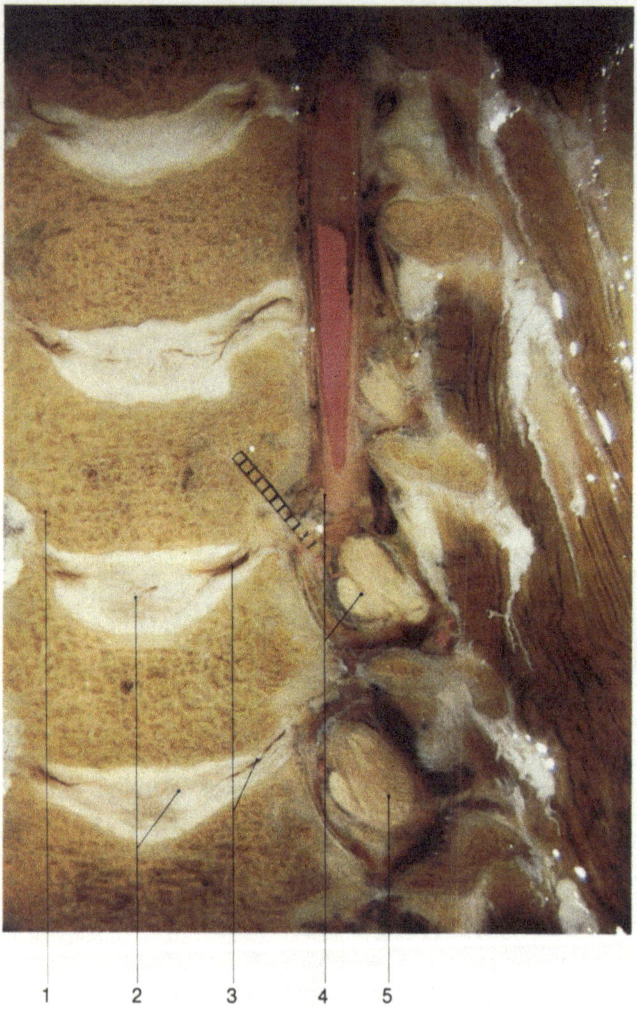

Abb. 9. A. vertebralis, Frontalschnitt, von dorsal.
1. Corpus vertebrae C_4; 2. Symphysis intervertebralis C_4/C_5 und C_5/C_6; 3. „Unkovertebralgelenke"; 4. A. vertebralis und Truncus spinalis C_5; 5. Ganglion spinale C_6.

4. Extradurale Anastomosen der Halsnerven im Spinalkanal

Von Bockhorn (1983) wurde darauf hingewiesen, daß innerhalb des Spinalkanals Anastomosen der Halsnerven vorliegen können. An unserem Untersuchungsgut wurden derartige extradurale intraspinale Anastomosen nicht aufgefunden. Ich vermute, daß es sich hierbei entweder um Nerven des Spinalkanals, die vom Truncus sympathicus bzw. vom N. vertebralis abgehen, handelt oder um Bindegewebestränge. Die Innervation der Dura

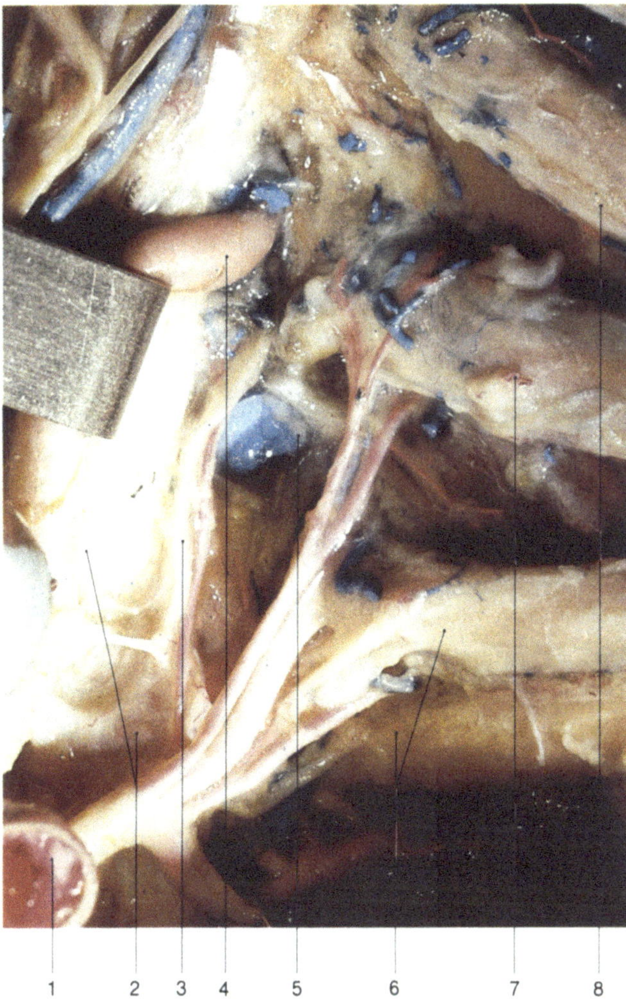

Abb. 10. A. vertebralis (medial verlagert) und N. vertebralis, Partes prevertebrales, (linke Seite von vorne).
1. A. subclavia, abgeschnitten; 2. M. longus colli und Ganglion cervicothoracicum; 3. N. vertebralis; 4. A. vertebralis, Eintritt ins Foramen intervertebrale C_6; 5. V. vertebralis, Austritt aus Foramen intervertebrale C_7 (abgeschnitten); 6. Rr. ventrales C_8 und T_1; 7. R. ventralis C_7; 8. R. ventralis C_6.

mater (und der Wände des Spinalkanals der Disci und Bänder) erfolgt durch den im Lendenbereich als N. sinuvertebralis bezeichneten N. vertebralis, der wohl vorzüglich sympathische Fasern, aber auch Schmerzfasern enthält. Nervenfasern dieser Art bilden extradurale Anastomosen im Spinalkanal, erreichen die Dura mater von außen und Periost und Bänder des Wirbelkanals von innen. Als intersegmentale Anastomosen können sie ihres Ausbreitungsgebietes wegen nicht angesprochen werden. Der N. vertebralis ist individuell unterschiedlich dick. Ein Beispiel für besonders stark entwickelte Nerven dieser Art gibt Abbildung 10. Von zahlreichen Autoren wurde darauf hingewiesen, daß der N. vertebralis Schmerzen aus Gelenken, Bändern und Diski überträgt.

5. Nn. spinales, Zählung (Abb. 11)

Im Anschluß an einen Vortrag im Frühjahr dieses Jahres entbrannte eine lebhafte Diskussion über die anatomische und chirurgische Zählungsweise der Segmentnerven. Unbefangenen Zuhörern könnte dies als ein Streitpunkt rein akademischer Natur vorkommen. Da jedoch die segmentale Innervation von Haut und Muskeln für die Diagnostik eine entscheidende Rolle spielt, stelle ich Ihnen unser Segmentschema im Halsmarkbereich vor. Der 7. Halswirbel ist die Zählgrenzmarke. Oberhalb von ihm verlassen die Segmentnerven kranial der Wirbel, unterhalb von ihm kaudal davon die Foramina intervertebralia, d. h. der Nervus spinalis C_8 verläuft im Foramen intervertebrale C_7/T_1 und der 1. Brustnerv im Foramen intervertebrale T_1/T_2. Tatsächlich existieren für die Dermatome der vom Plexus brachialis versorgten oberen Extremität eine Reihe – sich teilweise widersprechender – Schemata der Hautdermatome [28, 34, 47, 64, u. a.]. Unter-

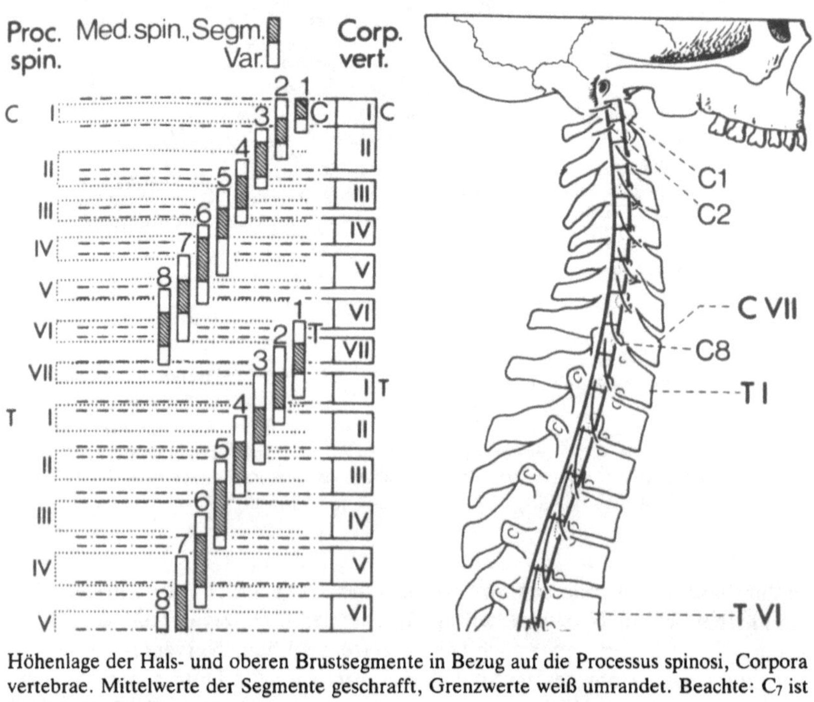

Abb. 11. Höhenlage der Hals- und oberen Brustsegmente in Bezug auf die Processus spinosi, Corpora vertebrae. Mittelwerte der Segmente geschrafft, Grenzwerte weiß umrandet. Beachte: C_7 ist Zählmarke der Nervi spinales.

schiedliche Untersuchungstechniken (anatomisch, Untersuchung von Schmerz-, Berührungs-, Temperatur- Empfindungen u. a.) könnten, wie auch möglicherweise eine unterschiedliche Zählmethode, die sich widersprechenden Befunde erklären. Eine strenge segmentale Gliederung gibt es auch nicht im Rückenmark.

6. Plexus brachialis, Bildung (Abb. 12)

Distal des Ganglion spinale entsteht in jedem Segment ein Truncus n. spinalis, der sich in einen Ramus ventralis und einen Ramus dorsalis zergliedert. Rami communicantes stellen Verbindungen zum Truncus sympathicus her, ein Ramus meningeus gelangt rückläufig in den Canalis spinalis (siehe bei N. vertebralis). Der Plexus brachialis entsteht aus Rami ventrales. In allen dünneren Anatomiebüchern (teilweise auch in dickeren), die derzeit im Zuge der neuen Approbationsordnung (Multiple-choice-Verfahren) bevorzugt werden, ist zu lesen, daß sich der Plexus brachialis aus den Segmentnerven C_5 bis T_1 aufbaut. Lehrbuchmäßig entstehen dann aus C_5 und C_6 ein Truncus superior, aus C_7 der

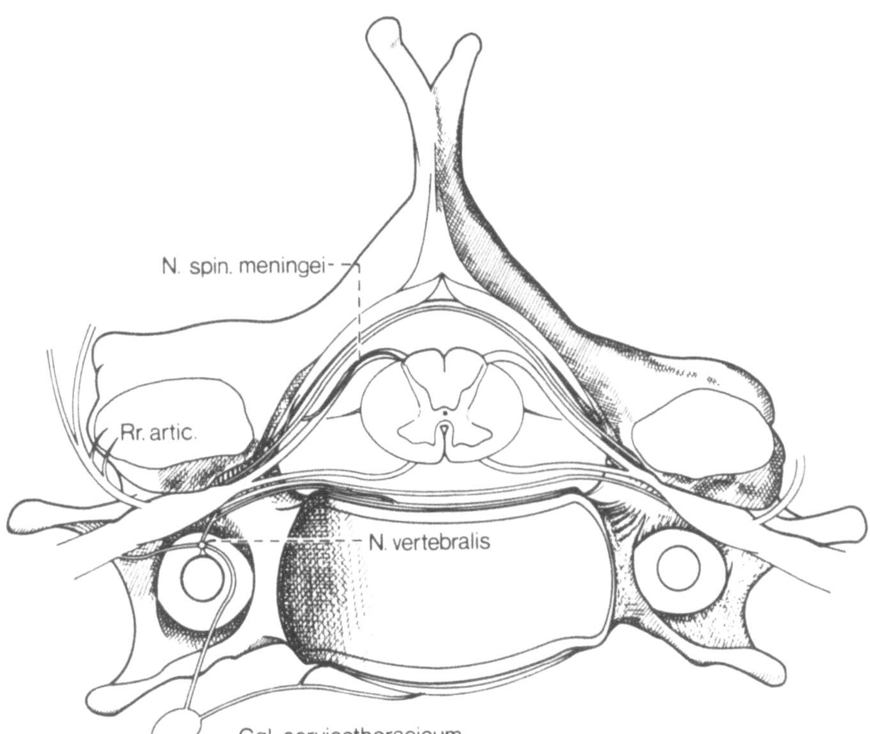

Abb. 12. Nervöse Versorgung des Wirbelkanals, der Bänder und Gelenkkapseln im Bereich der HWS.

Truncus medius und aus C_8 und T_1 der Truncus inferior. Die Trunci zergliedern sich dann in Divisiones ventrales (anteriores) und Divisiones dorsales (posteriores). Aus letzteren entsteht der Fasciculus posterior. Abgesehen davon wird eine Pars supraclavicularis mit den Nn. dorsalis scapulae, thoracicus longus, subclavius und suprascapularis von einer Pars infraclavicularis mit den Fasciculi lateralis, medialis et posterior sowie den Nn. pectoralis medialis, pectoralis lateralis, musculocutaneus, cutaneus antibrachii lateralis, cutaneus brachii medialis, cutaneus antibrachii medialis mit einem Ramus anterior und einem Ramus ulnaris sowie die Nn. medianus, ulnaris, radialis, subscapularis, thoracodorsalis et axillaris mit Ästen voneinander abgegrenzt.

6.1 Präfixierte Plexustypen (Tab. 7 u. Abb. 13)

Schon den alten Anatomen [112, 115, 130] war bekannt, daß nach aufwärts verlagerte Plexus, d. h. Zuschüsse von C_4 zum Plexus brachialis vorkommen. Aufgrund vergleichend anatomischer Studien wiesen sie darauf hin, daß bei Primaten und Menschen der nach oben verlagerte Plexus brachialis eher die Regel als die Ausnahme sei und als Adaption an die aufrechte Körperhaltung entstehe. Außerdem würden Drücke des dann schwächer werdenden Zuschusses von T_1 gegen die 1. Rippe dadurch vermieden [129]. Kerr [67] fand Zuschüsse zum Plexus brachialis aus C_4 bei Männern in 61,4%, bei Frauen in 65,6%. Jachimowicz [62] in 28%, Sènècail [110] in 35% und Bonnel und Rabischong [11] in 41%. Schon Kerr [67] betonte, daß, wenn ein Zuschuß aus C_4 vorliegt, dieser jeweils den dünnsten Ast zum Plexus darstellt. Er untersuchte die relativen Durchmesser der Rami ventrales bei aufwärts und abwärts verlagerten Plexus brachiales.

Hirasawa [56] konnte Zuschüsse von C_4 zum Plexus brachialis bei Männern und Frauen in etwas über 23% nachweisen. In der Regel war der Zuschuss von C_4 schwach, gelegentlich auch stärker ausgebildet und ging meist in den Ramus ventralis C_5 vor dessen Vereinigung mit C_6 über. In 1 ± 0,7% beteiligten sich am Aufbau des Plexus brachialis die Segmente C_3 bis T_1. Auch der Zuschuß von C_3 zog regelmäßig in C_5 ein. Betont sei, daß sich lehrbuchmäßiges Verhalten am Untersuchungsgut von Hirasawa [56] (C_5 bis T_1) bei Männern in 58,7%, bei Frauen in 61,4% fand.

Tabelle 7 Plexus brachialis „praefixed"

C_3	1±0,7%	Hirasawa	(1928)
C_4	63%	Kerr	(1918)
	23%	Hirasawa	(1924)
	28%	Jachimowicz	(1925)
	35%	Sènècail	(1975)
	41%	Bonnel und Rabischong	(1981)
T_1	13%	Haringham	(1897)
	82%	Harris	(1904)
	Plexus brachialis „postfixed"		
	10,5% C_5–T_2	Hirasawa	(1928)
	T_2 zu Daumenballenmuskeln		

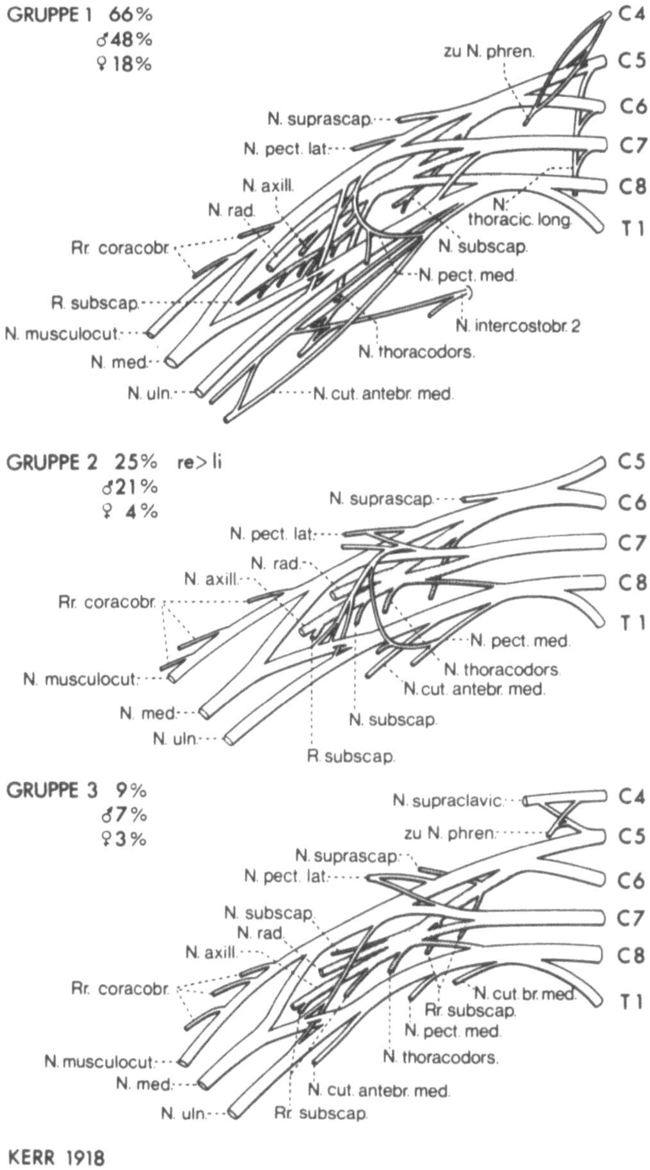

Abb. 13. Verschiedene Variationen der Bildung und Verzweigung des Plexus brachialis [67].

6.2 Postfixierte Plexustypen

Bei den abwärts verlagerten Plexus brachiales ist der Zweig von T_1 zum Plexus brachialis dicker und der Zuschuß von T_2 zum Plexus brachialis entwickelt. Der Zuschuß von C_4 fehlt. Harris [48] betonte, daß bei typisch postfixiertem Plexus keine Verbindung zwischen C_4 und C_5 vorliegt. Der N. supraclavicularis bezieht dann seine Fasern aus C_5 und C_6, der M. deltoideus und wohl auch der M. biceps brachii auch Fasern von C_6, das in diesen Fällen keine Axone zum N. ulnaris entläßt. Möglicherweise erhält der M. triceps brachii bei postfixiertem Plexus keine Fasern aus C_5. Der M. coracobrachialis wird seiner Meinung nach dann von C_7 und C_8 versorgt (normalerweise kommen seine Fasern aus C_6 und C_7 zu gleichen Teilen). Postfixierte Plexus brachiales konnte Hirasawa (an 100 Körperhälften) von C_5 bis T_2 in 10,5% bei Männern und Frauen nachweisen. Einen Zuschuß von C_4 fand er in 30%, einen von T_2 in 7,5% an seinem gesamten Material. Er betont, daß Jachimowicz [62] Plexusbildungen von C_3 bis C_8 in 4,5% beobachtete, und solche von C_3 bis T_1 in 24,8%) und Plexus von C_3 bis T_2 in 4,2%. Plexus von C_4 bis T_1 lagen in 8,2% vor.

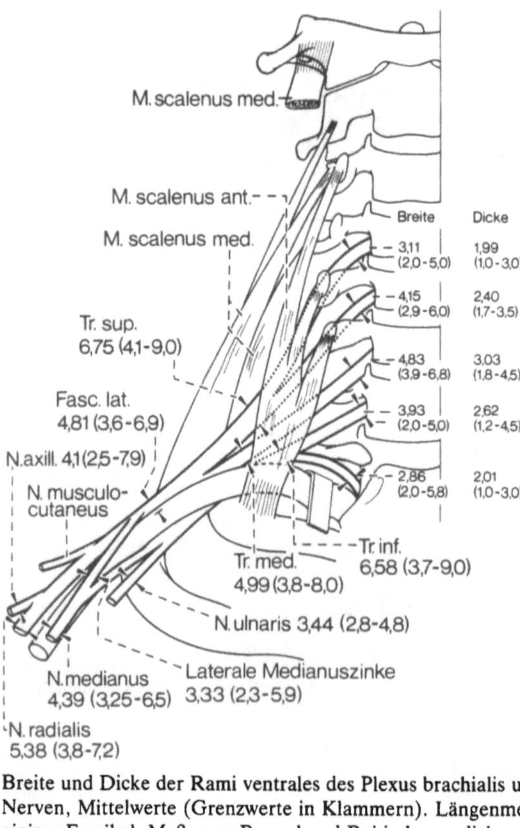

Abb. 14. Breite und Dicke der Rami ventrales des Plexus brachialis und Breite der Trunci und einiger Nerven, Mittelwerte (Grenzwerte in Klammern). Längenmessungen der Rami ventrales und einiger Faszikel, Maße von Bonnel und Rabischong, dicke, eigenes Untersuchungsgut dünne Zahlen.

6.3 Plexus brachialis, Maße (Abb. 14)

An unserem Untersuchungsgut wurden mehrfach Maße der Rami ventrales des Plexus brachialis ermittelt [83, 84]. Samt Bindegewebe ist z. B. der Ramus ventralis C_5 unmittelbar nach Verlassen des Foramen intervertebrale 3,11 (2,0–5,0) mm breit und 1,9 (1,0–3,0) mm dick. Bei C_6 ergaben sich Maße von 4,15 (2,9–6,0) mm für die Breite und 2,4 (1,7–3,5) mm für die Dicke. Bei C_7 ermittelte Menzler [84] eine Breite von 4,83 (3,9–6,8) mm und eine Dicke von 3,0 (1,8–4,5) mm. Bei C_8 macht die Breite 3,93 (2,0–5,0) mm, die Dicke 2,6 (1,2–4,5) mm aus. Hier ergab sich ein deutlicher Rechts-Links-Unterschied zugunsten der Dicke an der linken Seite. Bei T_1 vermaß Menzler einen Wert für die Breite von 2,86 (2,0–5,8) mm, für die Dicke einen von 2,0 (1,0–3,0) mm. Ein Zuschuß vom Ramus ventralis T_2 wurde in 10,71% an unserem Untersuchungsgut nachgewiesen, einer von C_4 in 26,7%. Die Breite des Zuschusses von T_2 macht 0,6–1,0 mm, die Dicke 0,5–1,0 mm aus.

Betont sei, daß Messungen der Rami ventrales von der jeweiligen Technik (Schrumpfung bei histologischen Präparaten, mit Vermessen des peri- und interfaszikulären Binde- und Fettgewebes am fixierten Präparat) mit Fehlerquellen behaftet sind. Nach Bonnel und

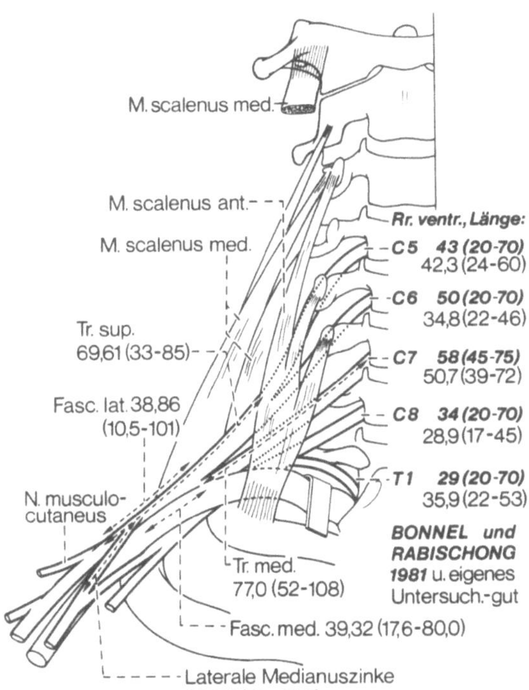

Abb. 15. Länge der Rami ventrales des Plexus brachialis und einiger Trunci. Maße von Bonnel und Rabischong, dicke Zahlen; eigenes Untersuchungsgut dünne Zahlen.

Rabischong [11] nimmt das peri- und interfaszikuläre Bindegewebe von proximal nach distal zu.
An unserem Untersuchungsgut wurde mehrfach die Länge der Rami ventrales bestimmt. Der Ramus ventralis C_5 ist z. B. an den von Menzler vermessenen Präparaten rechts im Mittel 43,4, links 41,1 mm lang. Die Werte von Bonnel und Rabischong [11] betragen 43 (20–70) mm. Der Ramus ventralis C_6 besitzt an unserem Untersuchungsgut eine mittlere Länge von 34,8 (22–46) mm, an dem von Bonnel und Rabischong z. B. eine Länge von 50 (20–70) mm. C_7 hat eine mittlere Länge von 50,7 (38,5–72,0) mm an unserem und 58 (45-75) mm bei Bonnel und Rabischong. C_8 ergab eine mittlere Länge von 28,85 (17–45) mm an unseren Präparaten und eine von 34 (20–70) mm an denen von Bonnel und Rabischong. An T_1 wurde eine Länge von 35,94 (22–53) mm bestimmt, bei Bonnel und Rabischong eine von 29 (20–70) mm. Die Länge von T_2 war, wenn entwickelt, mit 17–23,5 mm an unserem Untersuchungsgut bestimmt worden (bis zur Vereinigung mit T_1). Weitere Maße siehe Abbildung 15. Einen Vergleich der Halsnerven zwischen Foramina und Trunci erlaubt Abbildung 16.

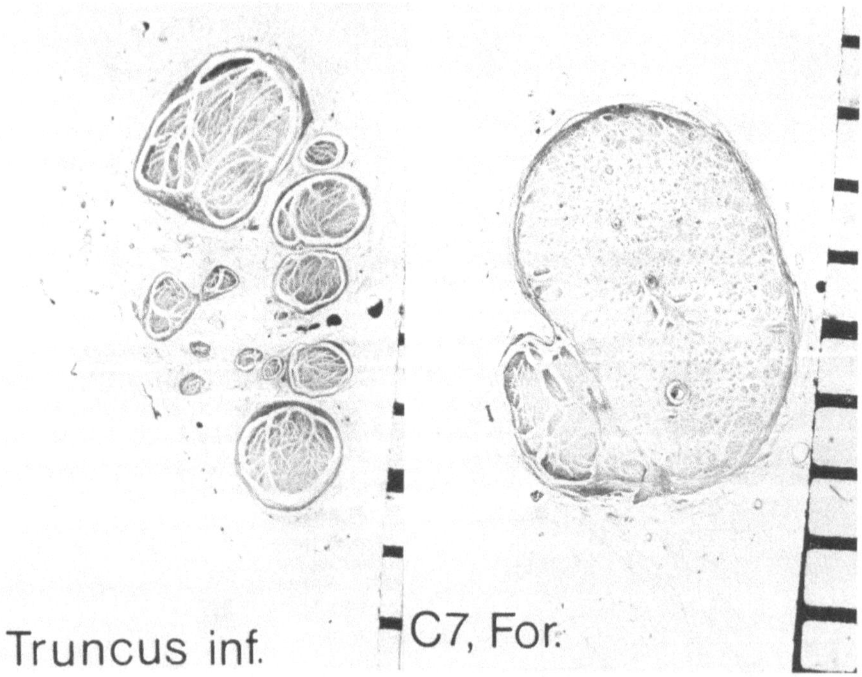

Abb. 16. Histologische Schnitte des Truncus inferior und des Segmentnerven C_7, Größenvergleich (mm-Papier jeweils rechts) und Faszikelbildung. Der Truncus inferior zeigt zahlreiche Faszikel mit Perineurium und interfaszikuläres Bindegewebe. Am Foramen intervertebrale (Ausgang) ist die Gegend des Ganglion spinale und der Radix ventralis sichtbar.

7. Hiatus scalenorum

Riolan [100] (1577 bis 1657, französischer Anatom und Chirurg), führte den Terminus Mm. scaleni in die anatomische Nomenklatur ein. Hyrtl [61] betonte, daß Scalenos Triangulus bedeutet und nur alle drei zusammen als Skalenus bezeichnet werden dürften oder von einer Pars anterior, media und posterior scaleni gesprochen werden müßte. Die Skalenuslücke ähnelt einem spitzwinkeligen Dreieck. Der vordere lange Schenkel wird begrenzt vom M. scalenus anterior, der hintere vom M. scalenus medius, der untere kurze Teil (in sehr unterschiedlicher Weise) von der 1. Rippe. Von oben nach unten treten durch die Lücke in der Regel die Rami ventrales C_5, C_6, C_7. Durch den Hiatus scalenorum im schmalen Basisbereich ziehen hinten die vereinigten Rami ventrales C_8 und T_1 und vorne die A. subclavia. Der M. scalenus posterior ist von vorne her kaum sichtbar und hat keine Beziehungen zum Hiatus scalenorum. Alle drei Mm. scaleni entspringen von der Seitengegend der Halswirbelsäule und divergieren während ihres Verlaufs nach abwärts, wo sie teils mehr vorne an der 1., teils mehr hinten auch an der 2. Rippe ansetzen.

7.1 M. scalenus medius.

7.1.1 Ursprung (Abb. 17 und 18)
Nach Eisler [27] entspringt der M. scalenus medius in der Regel mit fünf sehnigen Zacken vom lateralen Rand der Querfortsätze C_3 bis C_7. Cave [15] betont, daß der Ursprung des M. scalenus medius in 61% von C_1 bis C_7, in 15% von C_2 bis C_7 und in 10% von C_3 bis C_7, in ebenfalls 10% von C_3 bis C_6 erfolgt. Von den unteren 5 Halswirbeln geht der Muskel in der Regel von der intertuberkulären Lamelle (zwischen Tuberculum anterior et posterior) ab, häufiger nach dorsal bis zum Tuberculum posterius, seltener bis zum Tuberculum anterius nach vorne. Insbesondere wenn die Mm. longus colli und longus capitis stark entwickelt sind, entspringt der M. scalenus anterior nicht von den Tubercula anteriora C_6, seltener auch C_3, sondern von der intertuberkulären Lamelle.

7.1.2 Ansatz
Der M. scalenus medius setzt mit der Hauptmasse seiner Fasern an der oberen Fläche der 1. Rippe dorsolateral vom Sulcus a. subclaviae an. Nach Sunderland und Bedbrook [124] setzt der M. scalenus medius in 15% auch an der vorderen Rippenfläche an und kommt damit in direkten Kontakt bzw. überschneidet den M. scalenus anterior. Die A. subclavia ist dann in eine V-förmige Muskelrinne eingelagert. Sie sind der Meinung, daß Lumenveränderungen der A. subclavia im Bereich der Scalenuslücke eine Folge der Drücke der umgebenden Muskeln sind. Seitliche Fasern können auch in die Faszie des 1. Interkostalraumes und an den oberen Rand der 2. Rippe gelangen.

7.2 M. scalenus anterior

7.2.1 Ursprung
Der M. scalenus anterior entspringt mit 3 bis 4 Zacken von den Tubercula anteriora C_3 bis C_4 bzw. C_5/C_6.

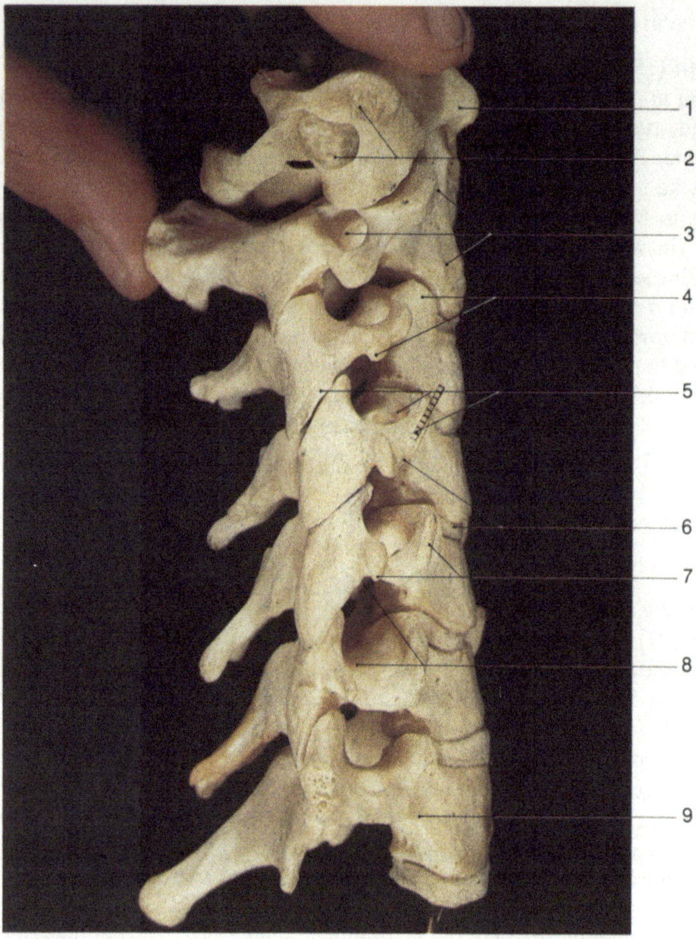

Abb. 17. Halswirbelsäule, 23 Jahre, männlich, von seitlich.
1. Arcus ventr. atlantis; 2. Massa lat. atlantis über For. proc. transv., nicht geschlossen – Var.; 3. For. proc. transv., axis und Corpus axis; 4. Proc. uncinatus C_3 und Tuberculum dors. C_3; 5. Articul. zygapophys. C_3/C_4, For. proc. transv. und Millimeterpapier; 6. Intertuberculäre Lamelle und Discus intervert. C_4/C_5; 7. Tubercula post. et ant. C_5; 8. For. intervertebr. C_5/C_6; 9. Corpus vertebrae C_7.

7.2.2 Ansatz

Er setzt vor dem Sulcus a. subclaviae an der 1. Rippe an. Gelegentlich ist ein kleiner Rippenhöcker an der Ansatzzone ausgebildet (Tuberculum scaleni). Sehr selten fehlt der Muskel oder der Ansatz liegt dorsal der A. subclavia [76]. Der M. scalenus anterior ist in diesen Fällen mit dem M. scalenus medius verschmolzen. Die A. subclavia kann dann mit dem Plexus brachialis das Muskelfleisch durchsetzen [27].

Der Muskel kann auch an einer Halsrippe entspringen, mit dem M. scalenus medius

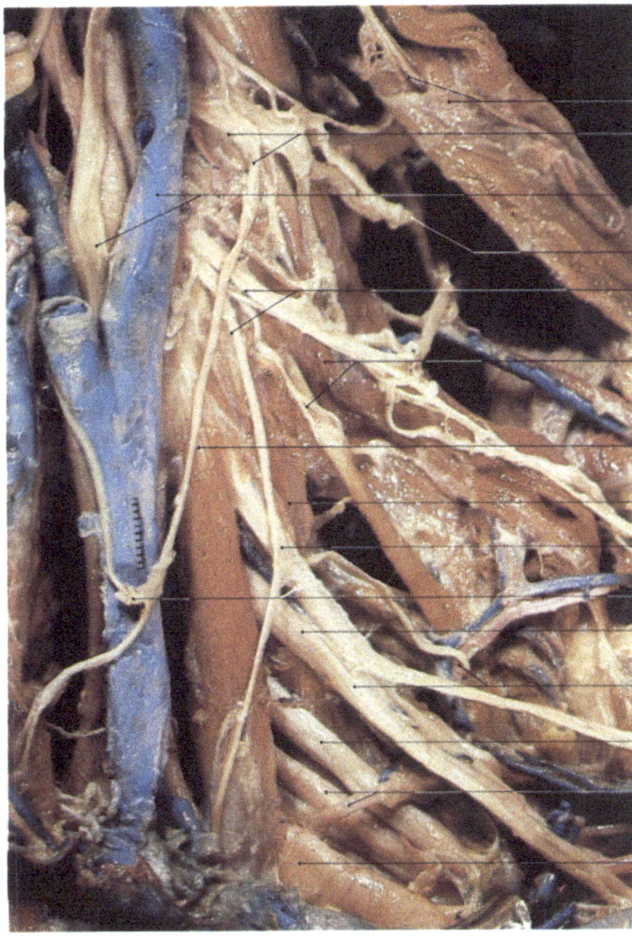

Abb. 18. Linker Plexus cervicalis und Plexus brachialis, Übersicht von vorne.
1. M. sternocleidomastoideus, seitverlagert und N. XI; 2. Radix ventralis C_3 und R. descendens, Plexus cervicalis; 3. V. jugularis interna und N. X.; 4. Plexus cervicalis, oberflächliche Zweige; 5. Ramus ventralis C_4 und N. phrenicus; 6. M. levator scapulae; 7. M. scalenus anterior; 8. M. scalenus medius; 9. Ramus ventralis C_5, Zuschuß von C_4 und Verbindung mit N. phrenicus; 10. Ansa hypoglossi, Millimeterpapier; 11. Ramus ventralis C_6; 12. Truncus superior und N. suprascapularis; 13. Truncus medius; 14. Ramus ventralis C_8 und A. transversa colli; 15. A. subclavia, Teil III.

Bündel austauschen oder innig mit den Mm. intertransversarii zusammenhängen. Sato [105] bezeichnete im Anschluß an Eisler [27] die segmentalen Muskeln zwischen Rami dorsales und Rami ventrales der Spinalnerven als Mm. intervertebrales laterales. Ihre Innervation stammt sowohl von Rami ventrales als auch von Rami dorsales. In letzterem Fall werden die Muskeln als Mm. intertransversarii posteriores bezeichnet. Gehen ihre Nerven von Rami ventrales ab, handelt es sich um Mm. intertransversarii ventrales, stammen sie von der Bifurkationszone der Nervi spinales, dann handelt es sich um Rami intermedii. Nach Sato werden die Mm. intertransversarii posteriores cervicis sowohl von Rami dorsales als auch von Rami ventrales der zugehörigen Spinalnerven versorgt [27]. Diese kleinen Muskeln wie auch die Mm. scaleni anterior et medius können insbesondere in kranialen Abschnitten des Hiatus scalenorum von Rami ventrales durchsetzt werden.

7.3 Interhiatale Muskelfaserbündel (Abb. 19)

Kirgis und Reed [68] (112 Präparate) fanden in jedem Fall Muskelfasern vom unteren und hinteren Umfang der Foramina intervertebralia zum oberen Abschnitt des M. scalenus anterior. Sie waren der Meinung, daß durch Anspannung dieser Fasern Drücke auf die Rami ventrales des Plexus brachialis ausgeübt werden können. In ca. 40% liegen an unserem Untersuchungsgut nicht lehrbuchmäßige Ursprünge der Mm. scaleni anterior et medius vor. Am häufigsten sind Ursprungszacken des M. scalenus anterior von Tubercula posteriora C_4 und C_5 entwickelt, die entweder hinter der Radix ventralis C_5 und zwischen C_5 und C_6 nach vorne zum Hauptmuskel ziehen oder bei tieferem Ursprung auch unterhalb von C_6 den Hiatus scalenorum durchkreuzen. Auch Y-förmige Ursprungszacken von den Tubercula anteriora et posteriora C_4 kommen vor und zügeln die Rami ventrales C_5 und C_6 oder auch nur C_6 nach vorne. Schließlich wurden Abgliede-

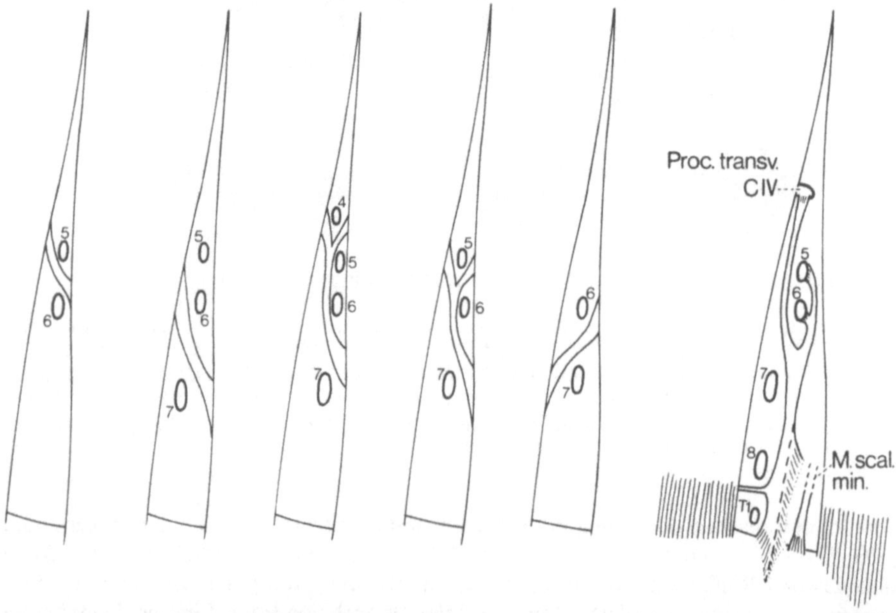

Abb. 19. Verschiedene Ursprungsmöglichkeiten der Mm. scaleni anterior et medius von Tubercula posteriora und anteriora und deren Beziehungen zu den Rami ventrales (durch Zahlen gekennzeichnet).

rungen der Rami ventrales C_6 und C_7 durch Ursprünge des M. scalenus anterior am Tuberculum dorsale C_6, die zwischen der Radix ventralis C_6 und C_7 nach ventral zum M. scalenus anterior zogen, beobachtet.

Der M. scalenus anterior wird bekanntlich von kurzen Zweigen der Rami ventrales C_2–C_6 versorgt (Abb. 20). Der Ramus muscularis aus C_6 verläuft unter dem Tuberculum caro-

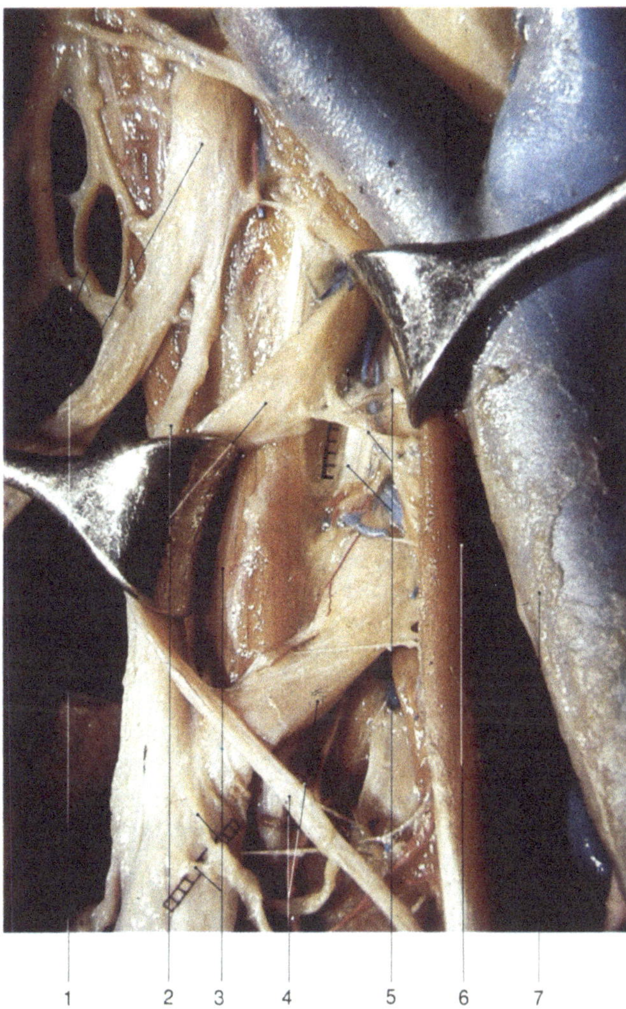

Abb. 20. Rr. musculares, von C_5 zu M. scalenus anterior.
1. Plexus cervic. prof. und R. ventr. C_4; 2. N. phrenicus und R. ventr. C_5, seitverlagert; 3. M. scalenus medius und Nebenphrenicus, Ursprünge; 4. N. phrenicus und R. ventr. C_6; 5. Rr. musculares zu M. scalenus ant. und M. intertransversarius; 6. M. scalenus ant., nach vorne verlagert; 7. V. jugularis int.

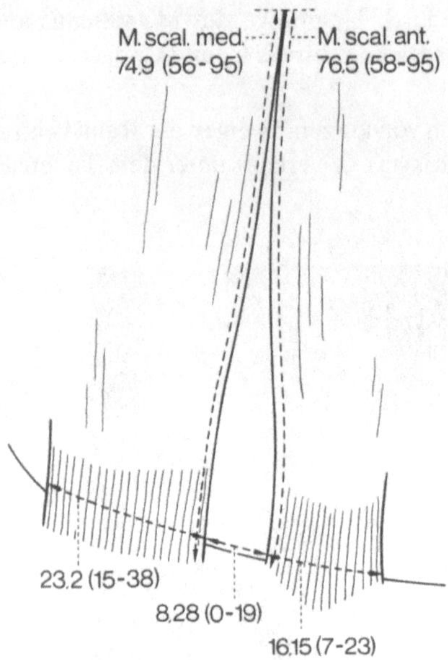

Abb. 21. Hiatus scalenorum und Mm. scaleni, Maße, Mittel- und (Grenz)-werte.

ticum hindurch. Es ist denkbar, daß Reizungen der Nervi spinales durch uncarthrotische Prozesse oder sklerosierte und erweiterte Aa. vertebrales, (Pars transversalis) sowie andere Beeinträchtigungen von Nerv und Muskel Spasmen erzeugen und die betroffenen Rami vertrales zu schädigen in der Lage sind. Betroffen sein könnten die Segmente C_4 (N. phrenicus u. a.), C_5 (Nn. dorsalis scapulae, suprascapularis, subscapularis, thoracicus longus), C_6 (N. suprascapularis, subscapularis, thoracicus longus, thoracodorsalis u. a.) sowie von C_5 an auch die Nn. axillaris, radialis, musculocutaneus und medianus.

7.4 Hiatus scalenorum, Maße (Abb. 21)

Regelhafte Entwicklung vorausgesetzt, ist der hintere seitliche Rand des M. scalenus anterior und damit die vordere Begrenzung des Hiatus scalenorum an unserem Untersuchungsgut 76,5 (58-95) mm lang, in ca. 26% (Sonderfälle) ergaben sich mittlere Längen von 66,3 (55–77) mm für diese Strecke (Menzler).

Der Vorderrand des M. scalenus medius besitzt an unserem Untersuchungsgut eine mittlere Länge von 74,9 (56–95) mm, in 7,14% (Sonderfälle) machte die mittlere Länge 65,5 (57–74) mm aus. Die Breite des Hiatus scalenorum an der 1. Rippe beträgt an unserem Untersuchungsgut 8,3 (0–19) mm.

7.5 M. scalenus minimus (Abb. 22)

Nach Macalister [82] kommt der Muskel in 40% vor. Telford und Mottershead [125] fanden ihn in 34%. An unserem Untersuchungsgut wurden die Schätzungen von Maca-

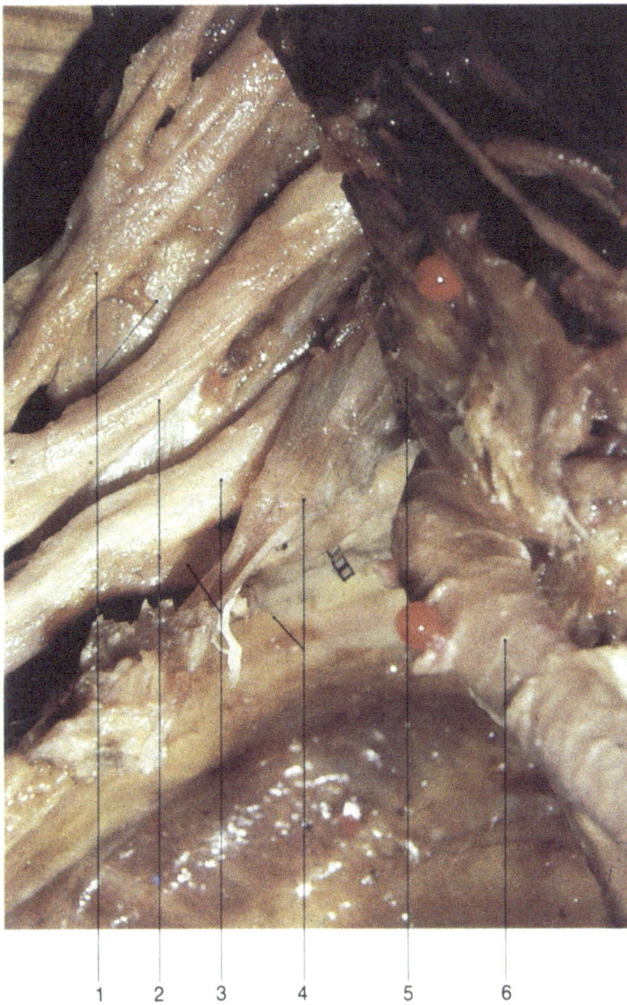

Abb. 22. M. scalenus minimus.
1. Truncus superior und M. scalenus medius; 2. Truncus medius (C_7); 3. Rr. ventrales C_8 und T_1; 4. M. scalenus minimus und Costa I; 5. M. scalenus anterior, medialwärts verlagert; 6. A. subclavia, medialwärts verlagert.

lister bestätigt (39,28%). Okamoto [94] fand den Muskel in 54% bei Erwachsenen und in 72% bei Kindern. Es darf angenommen werden, daß Okamoto auch Bindegewebefasern, die den Muskelverlauf nachzeichneten, in seine Zählung einbezog. Der Muskel entspringt von den Processus transversi C_7/C_6, seltener auch C_5 und reicht nach abwärts zum Innenrand der 1. Rippe zwischen den Ansätzen der Mm. scaleni anterior et medius. Stott [121] fand auch Ansätze an der oberen und unteren Fläche der 1. Rippe, gelegentlich im

Bereich des Ansatzes des M. scalenus anterior. Ein eigenes Tuberkulum an der Ansatzzone des Muskels konnte Stott in 11% rechts und 12,6% links nachweisen. Die Länge des M. scalenus minimus schwankt zwischen 38 und 60 mm, seine Breite zwischen 2,1 und 7,0 mm, seine Dicke zwischen 0,8 und 5,0 mm. Alle Autoren wiesen darauf hin, daß der Muskel in der Regel zwischen A. subclavia und Plexus hindurchzieht und am ehesten den Ramus ventralis T_1 zu schädigen imstande ist (z. B. [126]).

7.6 Hiatus scalenorum, unterer Abschnitt

Mumenthaler und Schliack sowie deren Mitarbeiter [90] trennten ein oberes Zervikalsyndrom (Beeinträchtigungen der Aa. vertebrales: Nacken-Hinterkopfschmerzen, Schwindel, Ohrensausen, synkopale Bewußtseinsstörungen und Sehstörungen u. a. von einem mittleren Zervikalsyndrom, das sich mit den Wurzelsyndromen C_3-C_5 deckt, voneinander ab. Beim mittleren Zervikalsyndrom entstehen Nacken-Schulterschmerzen, Schädigungen des N. phrenicus (Roemheld-Komplex) und paroxysmale Tachykardien. Das untere Zervikalsyndrom betrifft die Segmente C_6, C_7 und C_8. Hierbei bestehen Wurzelschmerzen, die durch Pressen und Husten gesteigert werden können. Außerdem neuralgieforme Schmerzen, Muskelspasmen u. a.

Der M. scalenus anterior setzt am hinteren Abschnitt des Oberrandes der 1. Rippe an: Tuberculum scaleni. Seitlich und hinter der Ansatzzone liegt der Sulcus a. subclaviae und dorsolateral die Ansatzzone des M. scalenus medius. Ventrolateral der Grube für die A. subclavia entspringt die oberste Zacke des M. serratus anterior. Ventromedial des Ansatzes des M. scalenus anterior findet sich häufig eine Rinne für die V. subclavia. Meiner Kenntnis nach ist die Breite der Ansatzzone des M. scalenus anterior bislang nicht vermessen worden. An unserem Untersuchungsgut beträgt diese, am Hinterrand der 1. Rippe vermessen, im Mittel 16,15 (7,2–23,0) mm. Die Breite des Ansatzes des M. scalenus medius an der 1. Rippe macht 23,2 (15,0–28,0) mm aus. Die Bodenbreite des Hiatus scalenorum beträgt, wie oben betont 8,3 (0–19) mm. Dieser Abschnitt des Hiatus scalenorum wird durchzogen vom Truncus inferior, seltener auch vom R. ventralis T_1 und der A. subclavia.

7.7 Skalenus-Syndrom (Abb. 23 u. 24)

Eine Engzone für den Truncus inferior des Plexus brachialis und die A. subclavia liegt im Hiatus scalenorum. Nach Naffziger und Grant [93] beschrieb Bramwell [13] erstmalig die Symptome des Skalenus-Syndroms (als Folge von Drücken gegen eine normale 1. Rippe). Murphy [92] vermutete, daß der M. scalenus anterior selbst hierfür verantwortlich sei und zwar deshalb, weil Halsrippen den Plexus und die A. subclavia nach vorne verlagern und gegen den Muskel pressen können. Adson und Coffey [2] nahmen an, daß der M. scalenus anterior den Plexus und die A. subclavia gegen die 1. Rippe presse. Puusepp [98] sprach von einem »costo-interscalene trigone«. Naffziger und Grant [93] machten besonders die Angulation des Plexus im Bereich des Hiatus scalenorum (bei abwärts verlagertem Plexus) für das Syndrom verantwortlich. Telford und Mottershead [125] beobachteten (wie frühere Autoren) eine scharfe sichelförmige Insertion des M. scalenus anterior, die den Truncus inferior des Plexus brachialis (12mal an 102 Präpara-

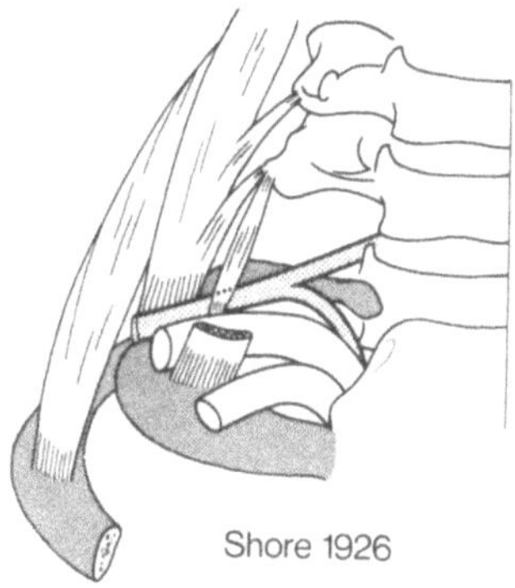

Abb. 23. Mm. scaleni und A. et V. subclavia [113]. Beachte: Regelhaften Verlauf des M. scalenus minimus zwischen Truncus inferior und A. subclavia – M. scalenus anterior abgeschnitten.

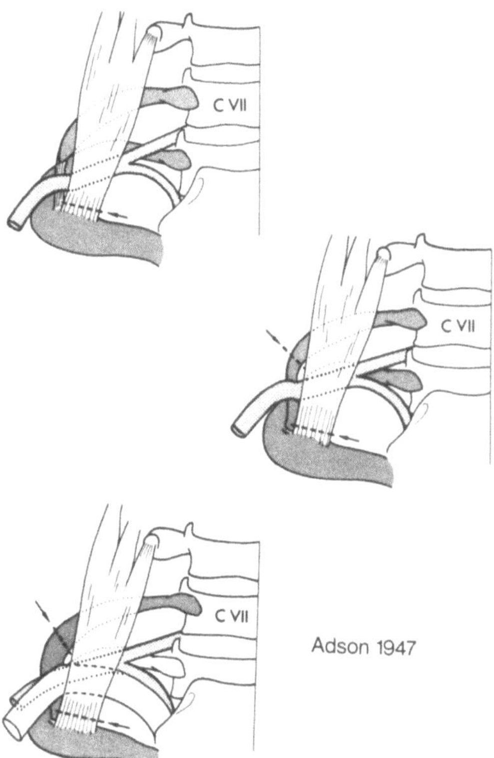

Abb. 24. Unterschiedlich lange Halsrippen mit Beeinträchtigung des Plexus brachialis (nach [1]) und deren Behandlung. Oben: Durchschneidung des M. scalenus ant., Mitte und unten: zusätzliche Resektionen des distalen Stückes der Halsrippen.

ten) beeinträchtigen könnte. Auch ein weit nach medial reichender Ansatz des M. scalenus medius kann den Plexus und die A. subclavia schädigen. Einen M. scalenus minimus (M. albinus) fanden diese Autoren in 34%, wir in 40%. Die Sehne des Muskels zieht zwischen Arterie und Plexus hindurch und kann den Ramus ventralis T_1, den Truncus inferior, die A. subclavia oder auch den Plexus beeinträchtigen.

8. Thoracic-outlet-Syndrom

Als Apertura thoracis superior gilt anatomisch die obere Begrenzung der 1. Rippe, gemeinsam mit dem 1. Brustwirbel und dem Oberrand des Sternum. Da der Ramus ventralis T_1 das Foramen intervertebrale $T_{1/2}$ verläßt, dürfen dessen Schädigungen sowie des Ramus ventralis T_2 bei abwärts verlagertem Plexus brachialis und auch Durchflußstörungen der A. subclavia als Thoracic-outlet-Syndrom bezeichnet werden. Einflußbehinderungen der V. subclavia stellen ein Thoracic-inlet-Syndrom dar. Schädigungen der Rami ventrales C_5 bis C_8 gehören streng genommen nicht zum Thoracic-outlet-Syndrom. C_8 tritt bekanntlich oberhalb der 1. Rippe aus.

8.1 Knöcherne Raumbeengungen

8.1.1 Costae cervicales (s. Abb. 24)
Lindskog und Howes [77] betonen, daß Galen von Pergamon (129–199) bereits auf das gelegentliche Vorkommen von Halsrippen hinwies. Die erste Resektion einer Halsrippe führte Murphy [91] durch (zitiert nach Clagett [16]. Murphy [92] betont, daß Halbertsma [45] schrieb, wenn eine Halsrippe mehr als 5,6 cm lang ist, verläuft die A. subclavia über ihr, bei Halsrippen mit einer Länge von 5,1 cm oder weniger zieht sie über die 1. Brustrippe hinweg. Murphy beschrieb auch einen Fall von Stifler [118], bei dem die Halsrippe mit dem 6. Halswirbel artikulierte. Am häufigsten erfolgt die Artikulation jedoch mit dem Körper und Querfortsatz des 7. Halswirbels oder nur mit dessen Querfortsatz. Fischer [33] fand eine bizipitale Halsrippe, deren oberes Köpfchen zwischen 6. und 7. Halswirbel und mit dem Tuberculum des Processus transversus C_7 artikulierte. Nach Beck [7] (zitiert nach Murphy [92]) sind – wenn entwickelt – in 67% die Halsrippen beiderseits, in 33% nur unilateral angelegt.

Ungewöhnlich lange Querfortsätze des 7. Halswirbels kommen in 13% vor. Kurze unbewegliche Rippenspangen (4,5%) beeinflussen den Hiatus scalenorum kaum. In 5% konnte Traska [132] an über 1000 Röntgenbildern Halsrippen nachweisen, die eine unterschiedlich lange Strecke über den Querfortsatz hinaus reichten und frei endeten oder über eine Bandverbindung an der 1. Rippe ansetzten. In 1,6% ist die Halsrippe bandartig, knorpelig oder knöchern mit dem 1. Rippenknorpel verbunden, in 1,2% ist sie knorpelig im medialen Gebiet der Knorpelzone der 1. Rippe verknüpft und verhält sich deshalb wie die erste Brustrippe. Die langen Halsrippen setzten häufig an einem kleinen Tuberkulum an und können den unteren Abschnitt des Hiatus scalenorum von dorsal her einengen. Betont sei, daß Adson und Coffey [2] nur in 0,056% Halsrippen auffinden konnten, von denen 55% völlig symptomlos waren. Die Halsrippen fanden sich an 219 Frauen und 84 Männern. Sie kamen häufiger links als rechts vor. Plexusbeeinträchtigungen wurden jedoch häufiger an der rechten Seite beobachtet. Nach Yates und Raine [139]

kommen sie in 0,5 bis 1% vor und machen in 10% Symptome. Halsted [48] betont, daß die von Halsrippen hervorgerufenen Schädigungen
in 65,3% Nervenläsionen,
in 29,4% Nerven- und Gefäßstörungen und
in 5,3% nur vaskuläre Schädigungen (A. subclavia)
waren.

8.1.2 Costa prima, Variationen

Coote [18] resezierte eine 1. Rippe wegen einer Exostose, die an der A. subclavia ein Aneurysma hervorgerufen hatte. Todd [130] wies eingehend auf die Variabilität der 1. Brustrippe hin. Haven [49] diagnostizierte (röntgenologisch – 5000 Fälle) 38 fehlgebildete 1. Rippen und 37 Halsrippen. Etter [29] fand an 40 000 Röntgenbildern 31 abnorme 1. Rippen und 68 Halsrippen. Die erste Beschreibung dieser Fehlbildung erfolgte 1740 durch Hunauld [58] und wurde 1744 publiziert (nach [133]). Die fehlerhaft entwickelte 1. Brustrippe ging regelhaft vom 1. Brustwirbel ab und vereinigte sich mit der 2. Rippe, die größer war, als dies in der Regel der Fall ist. Turner [134] beschrieb unterschiedliche Formen bizipitaler Rippen. Diese sind im dorsalen Abschnitt zweigeteilt, das obere Köpfchen kann z. B. mit dem Unterrand des 7. Halswirbels, am Discus intervertebralis C_7/T_1 und mit dem Processus transversus T_1 artikulieren oder auch nur mit dem Discus und T_1. Das untere Rippenköpfchen hat ebenfalls unterschiedliche Artikulationsflächen. Helm [52] beschrieb 16 Fälle mit dieser Fehlbildung. Nach Brickner und Milch [14] wies Keen [65] erstmals auf neuralgische Beschwerden, die durch diese Fehlbildung entstanden waren, hin. Es werden unterschieden: 1. Rippen, die das Sternum nicht erreichen und die Verbindung mit der 2. Rippe in der Gegend des Ansatzes des M. scalenus anterior erfolgt oder im Gebiet des Sulcus a. subclaviae knöchern oder durch Bänder mit dieser oder mit dem Sternum verbunden ist. Auch Untergliederungen in einen sternalen und einen vertebralen Abschnitt wurden nachgewiesen (u. a. von Luschka [81]). Betont sei, daß außerordentlich selten, wenn überhaupt, spontane Frakturen der Costa I durch Muskelkontraktion vorkommen. Gelegentlich wurden auch außer diesen Stress-fractures traumatische Frakturen beschrieben. Schließlich gibt es Entwicklungsstörungen (multiple Ossifikationszentren u. a., Exostosen und Rippenmißbildungen bei Hemivertebrae). White und Mitarbeiter [135] berichten über 10 Fälle mit mißgebildeten 1. Brustrippen, von denen 5 keine Symptome machten. Bei den anderen 5 lagen Beeinträchtigungen des unteren Plexusabschnittes vor. In der Fossa supraclavicularis waren Knochenteile tast- und gelegentlich sichtbar. Die A. subclavia lag extrem hoch, der Ansatz der 1. Rippe fand sich meist im Gebiet des Tuberculum scaleni als Synostose oder Pseudarthrose mit der 2. Rippe. Selten reichte ein Band bis zum Sternum.

Die Durchblutung des Armes war häufig reduziert. Stopford und Telford [120] wiesen auf Irritationen der sympathischen Fasern im Truncus inferior hin. Gelegentlich kommt auch ein Horner-Syndrom mit Ausfall der Schweißsekretion der Gesichtshälfte, des Halses und der oberen Extremität vor.

In einem Fall der Patienten von White und Mitarbeitern [135] konnte der Plexus brachialis über die darunterliegende Knochenprominenz hinweggerollt werden, wobei Parästhesien in der Extremität nachgewiesen wurden. Die protopathische Sensibilität war dabei mehr beeinträchtigt als die epikritische [136]. Thrombose der A. subclavia oder deren Kompression wurden nachgewiesen. Die Durchschneidung des M. scalenus anterior führte in der Regel nicht zu Beschwerdefreiheit, Resektion der 1. Rippe wurde empfohlen.

Stopford und Telford [120] wiesen auf die Möglichkeit der Kompression des Truncus inferior des Plexus brachialis an einer normalen 1. Rippe hin. Nach supraklavikulärem Zugang wurden bei ihren 7 Patienten (mit Symptomen wie beim Halsrippensyndrom) unter anderem Teilresektionen der 1. Rippe durchgeführt.

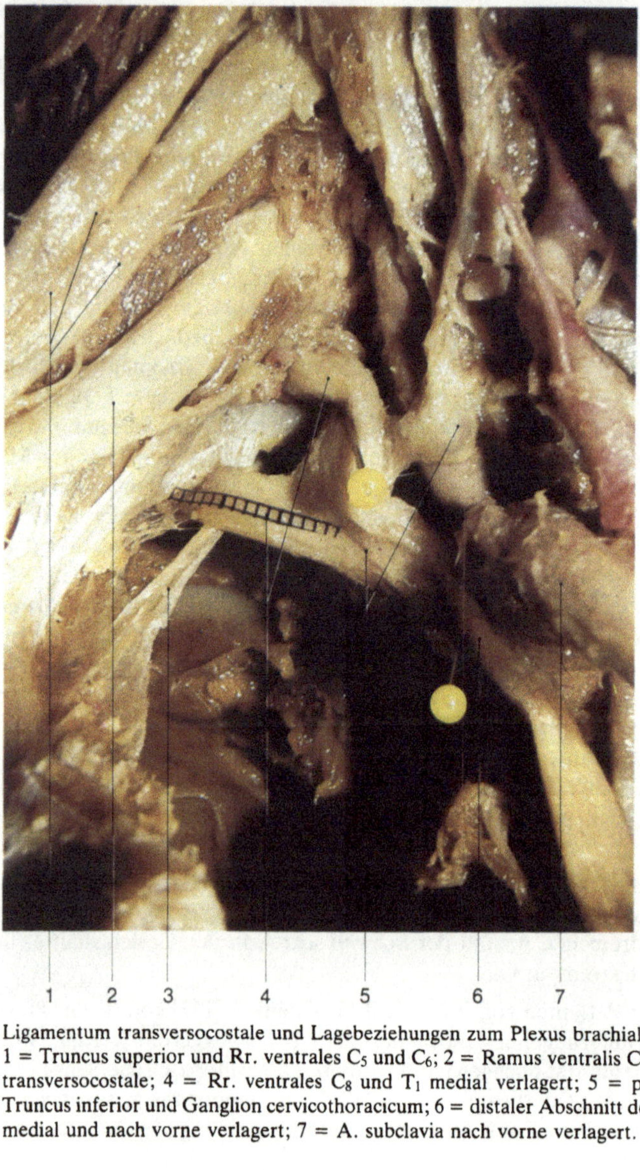

Abb. 25. Ligamentum transversocostale und Lagebeziehungen zum Plexus brachialis.
1 = Truncus superior und Rr. ventrales C_5 und C_6; 2 = Ramus ventralis C_7; 3 = Ligamentum transversocostale; 4 = Rr. ventrales C_8 und T_1 medial verlagert; 5 = proximaler Teil des Truncus inferior und Ganglion cervicothoracicum; 6 = distaler Abschnitt des Truncus inferior, medial und nach vorne verlagert; 7 = A. subclavia nach vorne verlagert.

8.2 Raumbeengendes Band

8.2.1 Membrana suprapleuralis (Sibsons Faszie) (Abb. 25 u. 26)

Die Pleurakuppel überragt bekanntlich die Zone des 1. Rippenknorpels beim Erwachsenen um 30–40 mm, nicht jedoch das Rippen-Halsgebiet. Sie ist durch eine kuppelförmige Faszie: Membrana suprapleuralis verdickt, die vorne am Innenrand der 1. Rippe, hinten

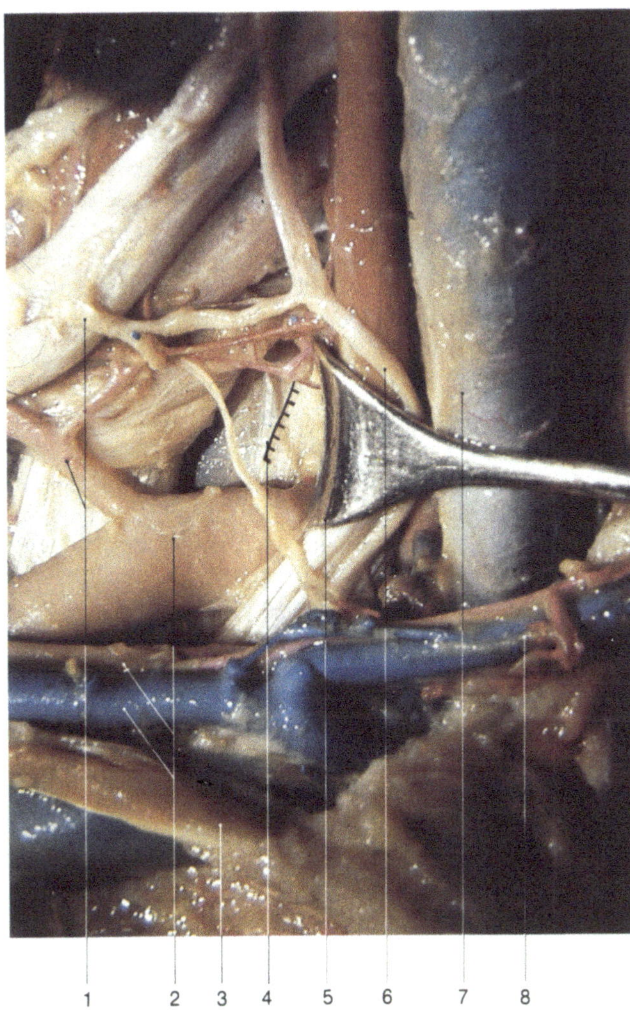

Abb. 26. Lig. transversocostale, von vorne und oben.
1. Truncus superior., Abgang des Nebenphrenicus und A. transversa colli, nach oben verlagert; 2. A. subclavia und Vasa suprascapularia; 3. M. subclavius; 4. Lig. transversocostale unter mm-Papier; 5. M. scalenus ant., medial verlagert; 6. N. phrenicus; 7. V. jugularis int; 8. Verbindung zu Arcus ven. juguli.

am Vorderrand des Processus transversus C_7 befestigt ist. In der Regel entläßt der M. scalenus minimus Fasern zu dieser Membran, die auch als Ausstrahlung des Muskels aufgefaßt werden kann. Fasern des M. scalenus minimus bis zur Membrana suprapleuralis sind an unserem Untersuchungsgut zwischen 14 und 27 mm lang und zwischen 4 und 10 mm breit. Ihre Ansatzlänge schwankt zwischen 0,6 und 27 mm.

8.2.2 Ligamentum transversocostale

An unserem Untersuchungsgut findet sich in etwas über 14% ein Bandapparat zwischen Processus transversus des 7. Halswirbels und 1. Rippe. Dessen Breite beträgt zwischen 2,1 und 5 mm, seine Länge 14,0 bis 37,0 mm. Die Breite am Ansatz schwankt zwischen 0,8 und 2,0 mm. Auch dieser Bandapparat kann die Rami ventrales T_1 (T_2) und unter Umständen auch den Ramus ventralis C_8 oder die A. subclavia beeinträchtigen. Diese Strukturen verlaufen abgewinkelt über den Bandapparat hinweg (s. Abb. 26).

8.2.3 Ligamentum transversocostale und Schädigungen des Plexus

Falconer und Wedell [31] wiesen wohl erstmalig auf eine Plexusschädigung durch das Band hin. Ein Ligamentum transversocostale (Lig. scaleni med. = Bonney [12]) schädigte in 5 von 8 Fällen von Gilliatt und Mitarbeitern [40] die Rami ventrales C_8 und stärker T_1, in 3 den ganzen Truncus inferior. Dieser Befund weist auf die von uns festgestellte sehr unterschiedliche Länge der Rr. ventrales des Armplexus hin. Außerdem kann das Lig. transversocostale mehr medial oder mehr lateral an der 1. Rippe ansetzen.

Bei den Patienten von Gilliatt und Mitarbeitern waren am häufigsten die Muskeln lateraler Thenarabschnitte geschädigt, hauptsächlich die Mm. abductor brevis et opponens pollicis.

Bonney [12] beschrieb 13 Fälle, bei denen der Truncus inferior des Plexus brachialis durch das Band zwischen Processus transversus C_7 und 1. Rippe geschädigt war. Schmerzen und Parästhesien lagen bei 11 weiblichen und einem männlichen Patienten (15 bis 76 Jahre) am medialen Umfang des Unterarms und Fingern vor. Die Schmerzen entstanden bzw. verstärkten sich bei Armbewegungen, besonders Armheben.

Muskelschwächen wurden im M. flexor carpi ulnaris, im M. flexor digitorum profundus und im M. flexor pollicis longus u. a. nachgewiesen. In allen Fällen war der Truncus inferior durch den Bandapparat geschädigt: Operative Durchschneidung nach Abdrängen der Mm. sternocleidomastoideus, omohyoideus, scalenus anterior – Abwärtsverlagern der A. subclavia – Durchtrennen der Membrana suprapleuralis und Darstellen des Apex pleurae. Die Operation brachte in allen Fällen sehr gute Ergebnisse (auch ein Schwirren der A. subclavia, das vorher bei zwei Patienten vorlag, war später nicht mehr nachweisbar). Einmal entstand ein vorübergehendes Hornersches Syndrom (Mitbeschädigung des Ganglion cervicothoracicum).

8.3 A. subclavia und Hiatus scalenorum

8.3.1 Plexus brachialis und A. subclavia, Entwicklung

Nach Ruge [104] und Müller [87, 88] erfolgt bei Embryonen zwischen 8 und 11 mm Länge die Bildung des Plexus brachialis. Die vier unteren Halsnerven und der erste Brustnerv gelangen in Richtung Extremitätenwurzel und bilden dort eine vertikal gestellte Platte. Diese teilt sich dann in zwei divergierende Stämme, zwischen denen die Humerusanlage liegt. Der dorsale Stamm gelangt an die dorsale Extremitätenseite, der ventrale an die vordere. Aus der ventralen Platte sproßt eine kleinere Spitze aus, aus der dorsalen zwei, deren eine zum N. axillaris und deren andere zum N. radialis wird, der sich bei Embryonen von 11 mm in die Rami superficialis et profundus teilt. Aus dem ventralen Stamm entstehen der N. musculocutaneus, der N. medianus und etwas weiter dorsal verlaufend der N. ulnaris. Die Wurzel der großen ventralen Nervenplatte ist bei 8–11 mm langen Embryonen von Gefäßen durchzogen, welche vorher bestehende Gefäßanlagen vor und hinter dem N. medianus miteinander verbinden. Diese Pforten tragen zur Entstehung der Medianusgabel bei oder verschwinden. Die Medianusgabel entsteht bei Embryonen zwischen 14 und 17,2 mm Länge. Von den ursprünglich drei Gefäßen, die den Plexusplattenteil durchziehen, bleiben nach Müller zwei, und zwar die oberste und die unterste zurück. Die medial vom Plexus brachialis verlaufende Strecke wird bis zum zweiten Perforationsgebiet zur A. axillaris, eine andere zur A. transversa colli.

An der A. subclavia werden ein thorakaler Abschnitt (bis zum M. scalenus anterior), ein lateraler (im Hiatus scalenorum) und ein klavikulärer (bis zum Seitenrand der ersten Rippe) voneinander abgegrenzt. Der Sulcus a. subclaviae wurde von Todd [129] (200 1. Rippen) in 37,5% nicht aufgefunden und in 12,5% nur am Innenrand der 1. Rippe. Betont sei, daß schon die alten Anatomen Verläufe der A. subclavia vor dem M. scalenus anterior beobachteten [108] unter 140 Fällen einmal, sowie Dolgo Saburoff [22] (Abb. 27). Auch Inselbildungen der A. subclavia um den M. scalenus anterior wies Schwegel [108] unter 140 Fällen dreimal nach. Die vor dem Muskel verlaufende Arterie verlief mit der V. subclavia und war schwächer als die regelhaft verlaufende entwickelt.

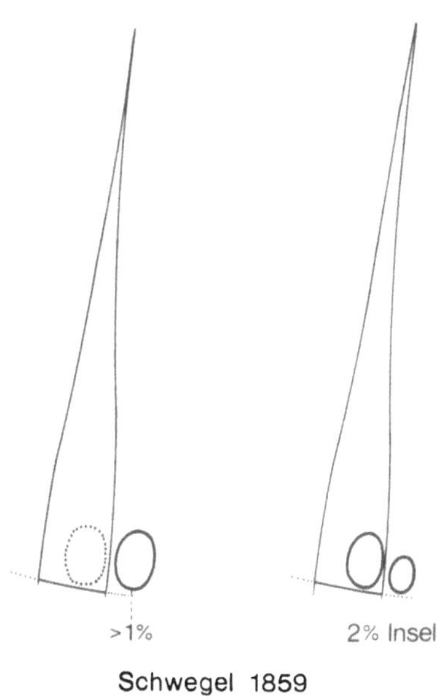

Abb. 27. Verlauf der A. subclavia zum Hiatus scalenorum (vor dem M. scalenus anterior) und bei Doppelung (Inselbildung) der Arterie.

Auch Daseler und Anson [20] beobachteten einen bilateralen Verlauf der Aa. subclaviae vor dem M. scalenus anterior. Diese Autoren untersuchten auch die Lagebeziehungen zwischen A. subclavia und Cupula pleurae. An 34 von 55 Präparaten betrug der Abstand zwischen Pleurakuppel und Arterienbögen (höchster Punkt) 1–15 mm. Die Pleurakuppel überragt in diesen Fällen demnach den höchsten Punkt der A. subclavia. An 8 Präparaten rechts und 7 links lag der Scheitel der A. subclavia 6,1 (1,0–30) mm oberhalb der Kuppe. Beim oberen Grenzwert lag ein Aneurysma des Aortenbogens vor. Bei Ausschluß dieses Falles betrug der mittlere Abstand 4,2 mm.

Sechsmal rechts und einmal links wurde die Cupula pleurae gleichhöhig mit dem obersten Punkt des Arterienbogens aufgefunden. An drei Objekten lag die Cupula pleurae oberhalb der Ebene des Bogenscheitels der A. subclavia und hinter diesem. Boker und Mitarbeiter (1958) untersuchten röntgenologisch Länge und Kaliber der Aa. subclaviae. Die linke wurde in schräger Projektion, die rechte an AP-Aufnahmen untersucht. Die rechte A. subclavia ist ihren Befunden zufolge im Mittel 6,1 cm, die linke 5,0 cm lang. Das mittlere Kaliber der rechten A. subclavia macht an ihrem Scheitelpunkt 0,6 cm, das der linken 0,9 cm aus. Sunderland und Bedbrook [124] vermaßen die A. subclavia medial des M. scalenus anterior, unter ihm und lateral davon. Medial des Muskels fanden sie Querschnitte von 50,7 (22,1–95,0) mm^2, hinter dem Muskel Querschnitte von 32,2 (15,4–53,2) mm^2 und distal davon Querschnittsflächen von 37,4 (21,1–56,0) mm^2. Diese Lumenreduktionen konnten sie an fast allen Präparaten feststellen, insbesondere am inneren Rand des M. scalenus anterior. An einem Viertel der Präpariersaalobjekte und bei 68% der Präparate aus dem pathologischen Institut erweiterte sich das Lumen der A. subclavia nach Passage der Skalenuslücke nicht zur ursprünglichen Größe (Ausnahme: zwei Fälle). Die Verengung des Gefäßes im Bereich des M. scalenus anterior konnten sie auch an fetalem Material nachweisen.

An unserem Untersuchungsgut kommt es (s. Abb. 28) zu einer Formveränderung der A. subclavia im Bereich des Hiatus scalenorum. Eden [23] konnte bei entwickelten Halsrippen deutliche Erweiterungen der A. subclavia distal des Hiatus scalenorum nachweisen. Dieser Befund wurde inzwischen vielfach bestätigt. Auch atheromatöse Wandveränderungen der Arterie mit Thrombenbildungen wurden beschrieben. Er fand – gegensätzlich zu anderen Autoren – keine Seitenunterschiede bezüglich der Symptome bei Halsrippen.

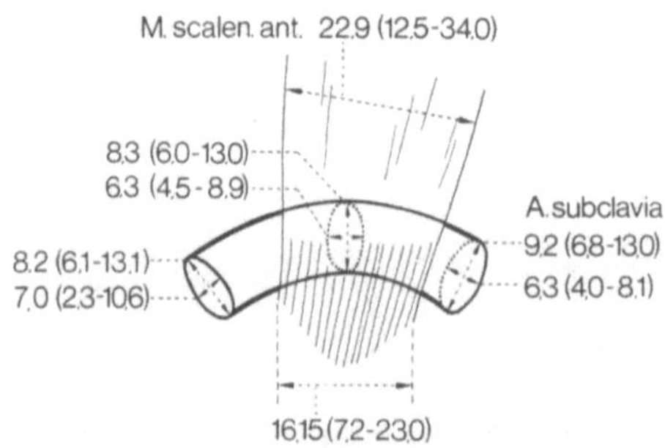

Abb. 28. Lumenänderungen der A. subclavia bei Durchtritt durch den Hiatus scalenorum. Höhe und Breite des Lumens der Arterie, Mittel- (und Grenz)-werte sowie Maße des M. scalenus anterior am Ansatz der 1. Rippe und oberhalb der Arterie.

9. Armgefäße, sympathische Fasern und Hiatus scalenorum

Schon Todd [130] wies darauf hin, daß innerhalb der Rami ventrales T_1 und T_2 sowohl somatische wie auch sympathische Fasern verlaufen. Die meisten dieser Fasern ziehen seinen Befunden zufolge mit dem Ramus ventralis T_1 und können durch Drücke auf den Truncus inferior geschädigt werden. Ähnlich äußerte sich vor ihm Gordon [43]. Telford und Stopford [126] wiesen darauf hin, daß die sympathischen Fasern unregelmäßig verteilt zwischen den somatischen angeordnet sind und nur selten an der äußeren Zirkumferenz des Nervenstammes verlaufen. Nur in einem von acht untersuchten Fällen fand sich ein deutliches Bündel am unteren Abschnitt des Truncus inferior. Zu ähnlichen Ergebnissen kamen Blair und Mitarbeiter [9]. Sunderland [122[untersuchte an 34 Leichen die Verbindungen zwischen Truncus sympathicus und Plexus brachialis. Er fand:

1. Rami communicantes albi, die nur aus dicken myelinisierten Fasern bestehen.
2. Rami communicantes grisei, in denen nur nichtmyelinisierte Fasern vorkommen.
3. Rami communicantes, in denen zahlreiche dünn myelinisierte Fasern mit Durchmessern von weniger als 3 μm nachgewiesen wurden.
4. Rami communicantes, in denen nichtmyelinisierte und dickmyelinisierte Fasern in unterschiedlicher Anzahl vorlagen.

Seinen Befunden zufolge verlaufen in allen Rami ventrales, die den Plexus brachialis aufbauen, sympathische Fasern. Zu C_5 und C_6 gelangen sie über Rami communicantes grisei aus dem Ganglion cervicale medium oder -superius oder/und aus dem Ganglion cervicothoracicum und/oder von Rami interganglionares.

Der Ramus ventralis C_7 erhält seinen Befunden zufolge zwischen 1 und 3 Rami communicantes grisei vom Ganglion cervicothoracicum und zusätzliche Fasern vom Plexus vertebralis.

Die Rami ventrales C_8 und T_1 erhalten postganglionäre Fasern vom Ganglion cervicothoracicum.

9.1 Truncus inferior, Lage (Abb. 29)

Am Untersuchungsgut von Sunderland und unserem eigenen wird die 1. Rippe in der Regel vom Truncus inferior und nicht vom Ramus ventralis T_1 überkreuzt. Die dem Knochen anliegenden Zonen sind der untere seitliche Umfang von T_1 oder von T_2 (falls sich dieses Segment an der Plexusbildung beteiligt). Gelegentlich beobachtete er eine Rotation des Truncus, wobei dann der hintere Umfang von C_8 in Knochenkontakt lag. Sunderland stellte auch fest, daß der Ramus ventralis T_1 in der Regel unifaszikulär, der von C_8 aus mehreren Bündeln aufgebaut ist. Ganglienzellen innerhalb der Rami ventrales konnte auch Sunderland (wie frühere Forscher) nachweisen und zwar am häufigsten bei C_8.

9.2 Rami communicantes, Einzug in die Rami ventrales

Nach Sunderland [122] wird jeder Ramus ventralis des Plexus brachialis von 1–6 Rami communicantes erreicht. Diese bestehen ihrerseits aus einem oder mehreren Faszikeln. Der Ramus communicans für C_8 erreicht am häufigsten den proximalen Pol des Ganglion spinale, der für T_1 den distalen, häufiger an der hinteren als an der vorderen Ganglienfläche. Reine Rami communicantes albi konnte Sunderland bei C_8 nicht beobachten. Die für T_1 waren am häufigsten gemischte Rami oder Rami communicantes grisei, seltener Rami communicantes albi.

Die sympathischen Fasern von C_8 und T_1 verlaufen entweder zentral oder oberflächlich an der vorderen Fläche des Truncus inferior. Die medialsten Rami erreichen den Nerv

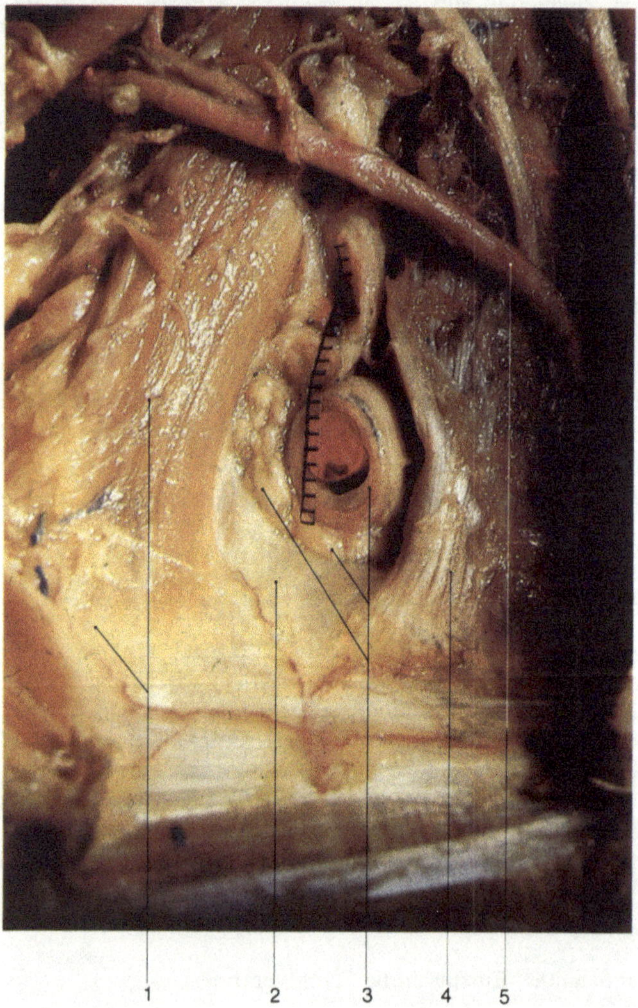

Abb. 29. Hiatus scalenorum, Nervenverlauf unter A. subclavia.
1. M. scalenus medius und Costa I, Zone; 2. Hiatus scalenorum, Boden; 3. A. subclavia und Rr. ventr. C_8 und T_1; 4. M. scalenus anterior; 5. A. cervicalis superficialis.

einige Millimeter seitlich des Foramen intervertebrale. Die lateralsten unmittelbar proximal der Bildung des Truncus inferior. Ist der Ramus ventralis T_2 an der Bildung des Plexus beteiligt, dann enthält dieser Fasern aus dem Ganglion thoracicum T_2, seltener auch aus T_3, die in die Unterfläche des Ramus einziehen und dann in Kontakt mit der 1. Rippe kommen können.

Sunderland betont wie frühere Forscher, daß Beeinträchtigungen der sympathischen Fasern des Plexus brachialis Zirkulationsstörungen zur Folge haben können. Er berichtete 1948 über einen 50jährigen Linkshänder, der seit 1933 zunehmend an vier Fingern der linken Hand Fingersteife, Kälte und weiße Hautverfärbung (tagsüber) beobachtete. 1943 stellten sich tiefe Knochenschmerzen im Schulter- und Extremitätenbereich u. a. ein. Röntgenologisch wurde eine Hypertrophie des Processus transversus C_7 und eine Halsrippe von 5 cm Länge festgestellt. Die A. subclavia und der Truncus inferior zeigten eine starke Angulation an der 1. Rippe mit Einengung der Arterie an dieser Zone. Die im Truncus inferior verteilten sympathischen Fasern sowie der periarterielle sympathische Plexus waren nach Sunderland durch die Halsrippe chronisch geschädigt und hatten die Gefäßsymptome in der Peripherie erzeugt. Auch Mumenthaler und Schliack weisen darauf hin, daß Reizung der periarteriellen sympathischen Fasern ischämische Erscheinungen an der Hand – wie beim Raynaud-Syndrom – Schmerzen und Blässe zur Folge haben können, insbesondere nach Traumata und besonderer Beanspruchung des Schultergürtels. Über ähnliche Fälle berichteten auch Gilroy und Meyer [41]. Sie betonen, daß in der Regel Unterarm und Hand sowie mediale und hintere Armflächen betroffen sind.

10. Hiatus scalenorum und andere Arterien (Abb. 30 u. 31)

Am Untersuchungsgut von Dean [21] geht die A. transversa colli in 39% hinter dem M. scalenus anterior ab. Das Gefäß besitzt nach Faller [32] in 54% Außendurchmesser von 2–3 mm, in 25% solche von 1–2 mm und in 4,5% Durchmesser von bis zu 4 mm. Auch der Truncus costocervicalis, der die A. cervicalis profunda und die A. intercostalis suprema entläßt, kann hinter dem M. scalenus anterior im Bereich der Skalenuslücke entspringen. Diese Gefäße können bei arteriosklerotischen Wandveränderungen im Lückenbereich den Plexus schädigen. In weiteren Verlauf zieht die A. transversa colli dann in 51% zwischen C_6 und C_7, in 43% zwischen C_7 und C_8, in 4,8% unter dem Truncus inferior nach dorsal und lateral. In 1% verläuft sie zwischen den Wurzeln C_5 und C_6.

11. A. subclavia und Plexus, Zugang von vorne

Beim Zugang von vorne zum Hiatus scalenorum wird in der Regel seitlich des M. sternocleidomastoideus vorgegangen. Dieser Muskel (und der M. trapezius) ist in die Lamina superficialis fasciae colli eingescheidet. Über dem Muskel liegt das unterschiedlich ausgebildete Platysma. Der Muskel selbst kann unmittelbar in den M. trapezius übergehen: M. cleido-occipitalis. Gelegentlich ziehen auch einzelne Faserzüge zwischen beiden Muskeln zur Clavicula. Selten kommt es zu eigenartigen Überkreuzungen (Caput sternale der linken Seite zieht über das Caput sternale und Caput claviculare der rechten Seite hinweg

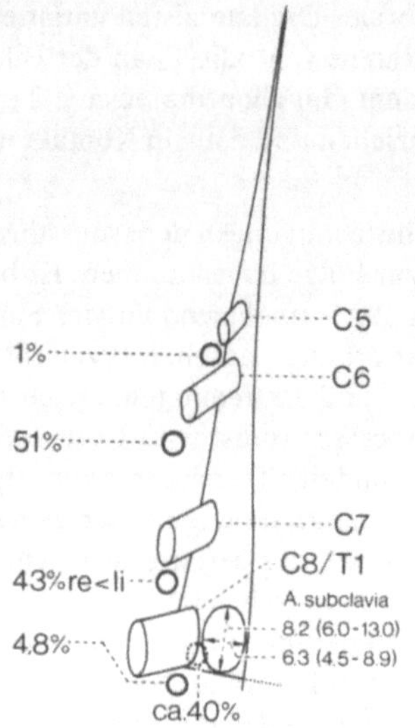

Abb. 30. Ursprung und Verlauf der A. transversa colli zu den Rami ventrales C_5, C_7 und dem Truncus inferior sowie Maße der A. subclavia im Hiatus scalenorum.

[121]. Verhältnismäßig häufig kommen Variationen des M. omohyoideus vor, der in die Lamina pretrachealis der Fascia colli eingescheidet ist.

Frey [37] beschrieb ein $5^1/_2$ cm langes Muskelbündel (74jährige Frau), das vom Processus transversus C_6 zur Clavicula zog. Die Insertion am Schlüsselbein war 17 mm breit und 5,5 cm von der Articulatio sternoclavicularis entfernt, die Länge der Clavicula betrug 14 cm. Der Muskel überkreuzte den M. omohyoideus an dessen Ventralfläche und wurde von Hedwig Frey als M. omocervicalis gedeutet. Er kommt in ca. 2% vor.

Nach Abtrennen des M. omohyoideus oder Durchtrennen (seiner Varianten) spannt sich über den Plexus brachialis und den prävertebralen Muskeln, einschließlich der Mm. scaleni, die relativ dicke Lamina prevertebralis der Fascia colli aus. Durchtrennen der Faszienschicht, Vorgehen zum M. scalenus anterior bei Sicherung des N. phrenicus und Schonung der Zweige des Plexus cervicalis. Vorgehen zum Plexus und zur A. subclavia. Schonung der Cupula pleurae und der Membrana suprapleuralis (Sibsons-Faszie). Hinter der A. subclavia verläuft in ca. 40% der M. scalenus minimus.

Schumacker [107] beschrieb Techniken zur Freilegung des Truncus brachiocephalicus und der A. subclavia: subperiostale Resektion eines Teiles der Clavicula, Freilegen des Truncus und proximaler Abschnitte der A. subclavia (evtl. nach Spaltung des Sternum in der Mittellinie in Höhe des 2. oder 3. ICR. Betont sei, daß die A. subclavia und die A. axillaris untereinander zahlreiche Anastomosen ausbilden und die A. subclavia deshalb ohne stärkere Folgen unterbunden werden kann [8].

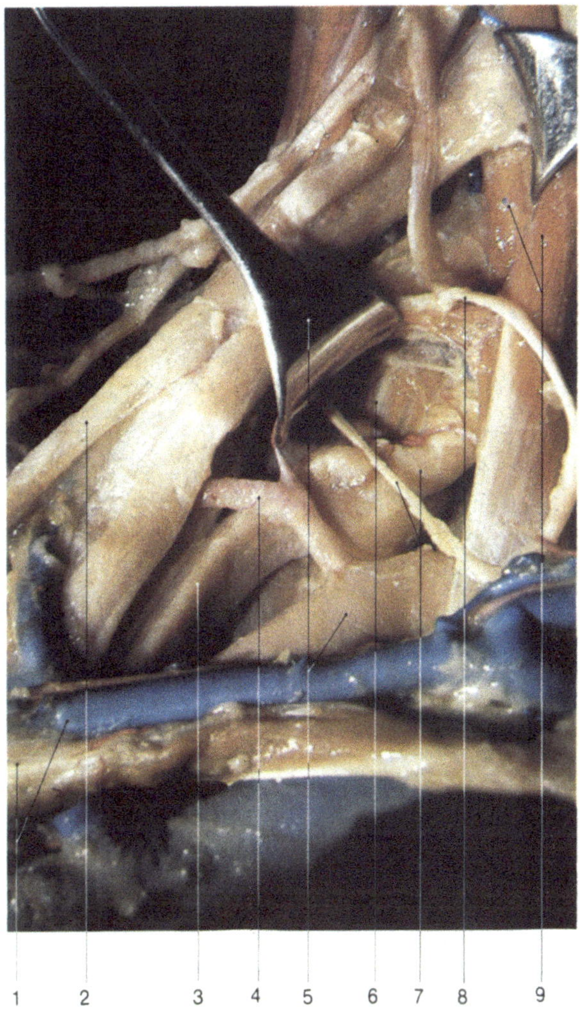

Abb. 31. Häufigster Verlauf der A. transversa colli (M. scalenus anterior entspringt auch von Tubercula posteriora).
1. M. subclavius und V. suprascapularis; 2. N. musculocutaneus; 3. Truncus inferior; 4. A. transversa colli; 5. Truncus med., nach oben verlagert und A. subclavia; 6. M. scalenus med., untere Ursprungszacke; 7. Ramus ventr. C_8 und Nebenphrenicus; 8. N. phrenicus, verlagert; 9. M. scalenus anterior mit Ursprung von Tuberc. dors. C_6.

12. Spatium costoclaviculare und kostoklavikuläres Syndrom (Abb. 32 u. 33)

Das Spatium costoclaviculare ist begrenzt vorne vom inneren Drittel der Clavicula und dem M. subclavius, hinten medial vom vorderen Drittel der 1. Rippe und den sich daran anheftenden Mm. scaleni. Nach Austritt aus dem Hiatus scalenorum verlaufen der Plexus brachialis, die A. subclavia und die V. subclavia zwischen der vom M. subclavius unter-

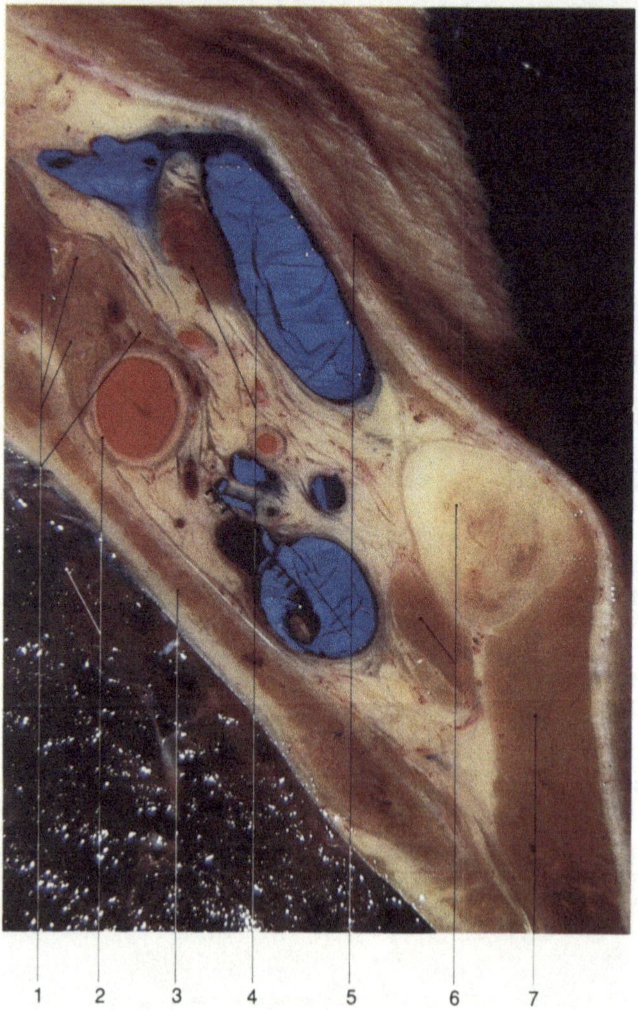

Abb. 32. Kostoklavikuläre Region, paramed. Sagittalschnitt, von lateral.
1. M. scalenus medius und Plex. brachialis; 2. A. subclavia und Apex pulmonis; 3. Costa I, Längsschnitt; 4. M. scal. ant. und V. jugularis ext; 5. Äußere Haut und V. subclavia; 6. Clavicula und M. subclavius; 7. M. pectoralis major.

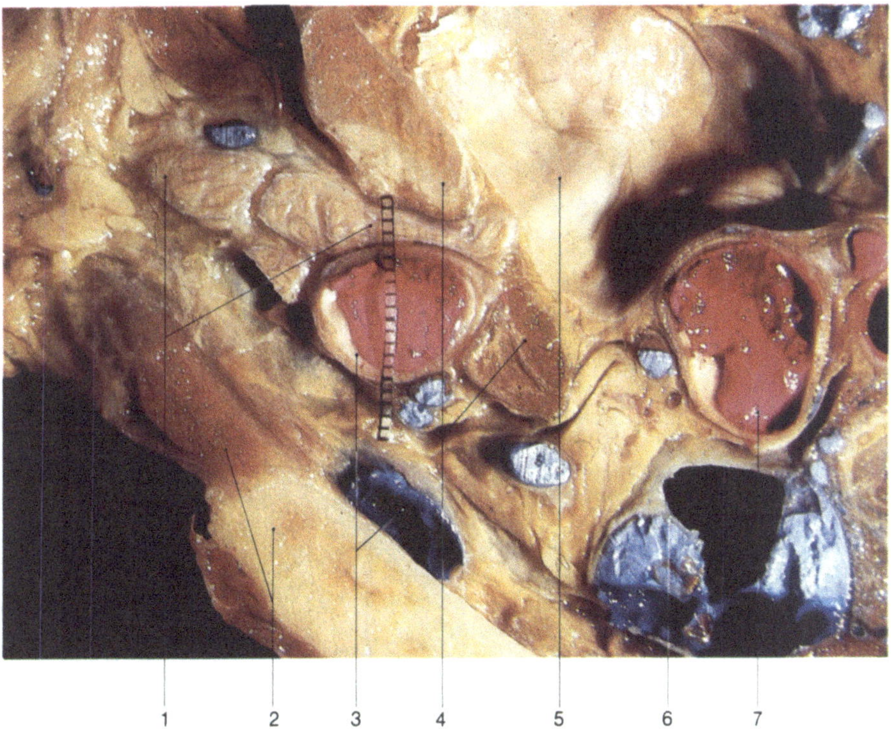

Abb. 33. Plexus brachialis, Querschnitt von unten.
1. Plexus brachialis; 2. M. subclavius und Clavicula; 3. A. subclavia und V. subclavia; 4. Costa I, Schnittfläche und M. scalenus ant; 5. Cupula pleurae; 6. Bulbus V. jugul. inf. (Klappenregion);
7. A. subclavia, Abgang.

polsterten Clavicula und der 1. Rippe nach lateral unten. Kommt es zu Kompressionen des Plexus brachialis und der Vasa subclavia zwischen 1. Rippe und Clavicula, dann entsteht das kostoklavikuläre Syndrom [13]. Es entstehen ähnliche Beschwerden wie beim Skalenus-Syndrom. Zusätzlich ist der venöse Abstrom behindert (Thoracic-inlet-Syndrom). Schädigungen des Plexus brachialis an der kostoklavikulären Engzone haben meist eine untere Armplexusparese zur Folge. Seltener, z. B. bei Kallusbildungen nach Clavicula-Frakturen, sind auch obere Plexusanteile betroffen. Betont sei, daß zahlreiche Variationen des M. subclavius vorliegen, z. B. Muskelkopf von 2. Rippe [117], Züge zum Ligamentum coracoclaviculare und zum Processus coracoideus, Züge zur Skapula u. a. Cliffton [17] fand (und durchtrennte) bei einem 35jährigen Patienten z. B. einen 3 cm dicken M. subclavius, der insbesondere den Venenabstrom behinderte (Abb. 34).

Die V. subclavia ist (zwischen Seitenrand der 1. Rippe und Einmündung in die V. jugularis nach Moosman [86] u. a. 3–4 cm lang und 7–18 mm weit [78]. Anderhuber [3] weist erneut auf die Verwachsung der Adventitia der V. subclavia mit der Fascia clavipectoralis

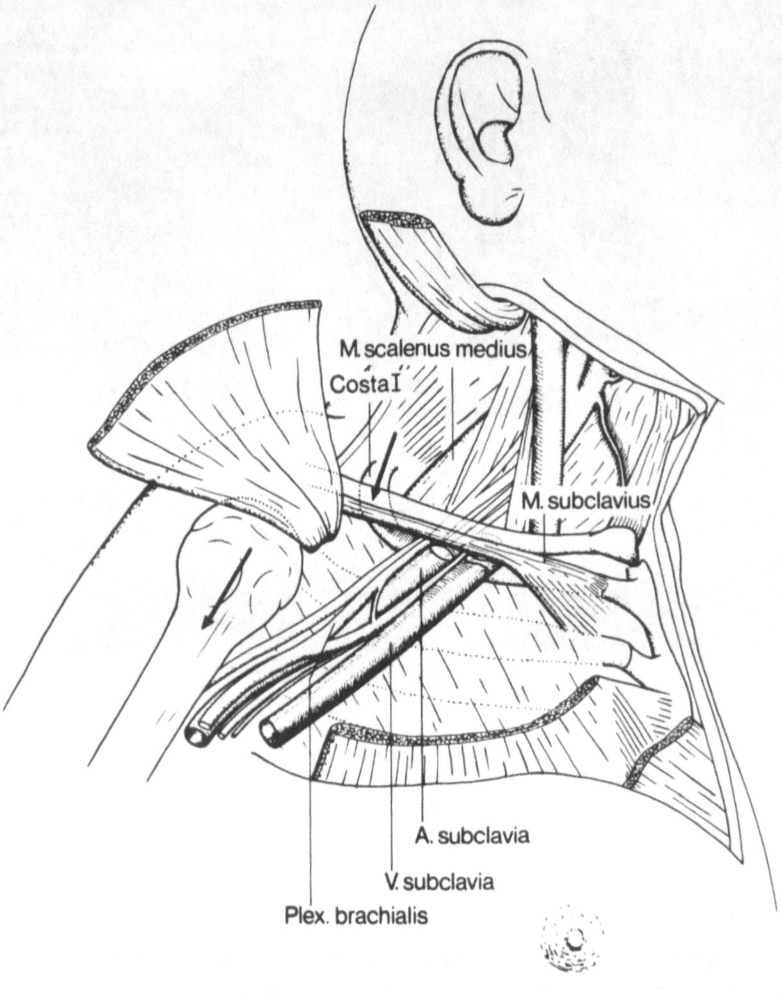

Costo-claviculäres Syndrom (von unten u. seitlich)

Abb. 34. Kostoklavikuläres Syndrom bei Verlagerung des Schultergürtels oder Zug am Arm nach hinten und unten.

und dem Ligamentum costoclaviculare vorne und mit dem Periost der 1. Rippe und der Lamina prevertebralis sowie der Lamina pretrachialis der Fascia colli hinten hin. Der Venenquerschnitt erweitert sich beim Heben des Schultergürtels und verengt sich bei dessen Absinken. Anderhuber untersuchte die Lumenveränderungen der Vene bei verschiedenen Schultergürtelstellungen (an 10 Leichen) und den Sulcus v. subclaviae.

Der Sulcus schließt mit der Frontalebene Winkel zwischen 0,5 und 22° ein. In diesem Bereich verlaufen in der Regel die Trunci primarii inferiores des Plexus brachialis. Schon

Todd [130] wies darauf hin, daß sich das Absinken des gesamten Schultergürtels während der postnatalen Zeit bis zum Erwachsenenalter kontinuierlich nachweisen läßt und sich möglicherweise deshalb eine Raumbeengung im kostoklavikulären Zwischenraum für Plexus und Gefäße erst bei Erwachsenen entwickelt. Telford und Mottershead [125] untersuchten den Puls der A. radialis an 120 Medizinstudenten (70 männliche, 50 weibliche). Nach Absenken der Schulter durch Tragen eines schweren Gewichtes wurde an 116 Probanden eine Verringerung und bei 38 ein Verschwinden des Radialispulses nachgewiesen. Bei Rücklagern der Schulter verminderte sich der Radialispuls bei 48% bei extremer Abduktion in 54%, bei Abduktion bis 90° in 7,5%. War der Arm zu 90° abduziert und der Proband gebeten zu adduzieren (gegen Widerstand), konnten Pulsveränderungen in 90% nachgewiesen werden: Kompression der Arterie durch Muskelkontraktionen. Bei den meisten Erwachsenen mit normaler Schulterlage liegt eine klavikuläre Elevation von 6° (0–10°) vor. Der Abstand zwischen unterstem Punkt der Clavicula gegenüber der 1. Rippe beträgt 2,2 cm [125]. Bei Verlagerung des Schultergürtels nach dorsal wandert das akromiale Ende der Clavicula nach oben und der Knochen kreuzt den Plexus brachialis oberhalb der Ebene der 1. Rippe. Der klavikuläre Elevationswinkel beträgt dann 16°. Der Abstand zwischen Clavicula und 1. Rippe gegenüber der A. subclavia mißt 1,7 cm. Die Clavicula rotiert bei dieser Bewegung um 5° um ihre Längsachse, so daß ihre obere Fläche nach hinten zu liegen kommt. Ähnliche Verlagerungen kommen bei Abduktion des Armes zustande. Der Elevationswinkel vergrößert sich jedoch bis zu 22°. Die Rotation der Clavicula macht 30° (wegen der Skapularotation an der Brustwand) aus. Der Abstand zwischen Clavicula und 1. Rippe im Bereich der A. subclavia beträgt 1,5 cm. Bei Abduktion und Retraktion sowie Zug auf den Arm nach unten beschreibt die Clavicula einen Bogen nach vorne und unten. Der kostoklavikuläre Zwischenraum über der A. subclavia vergrößert sich bei Elevation auf im Mittel 3,7 cm. Die Autoren sind der Meinung, daß die Clavicula bei normaler Ausbildung während der Bewegungen des Schultergürtels keinerlei Kompression der A. subclavia zur Folge hat. Die meisten Plexusschädigungen entstehen (bei Frauen) beim Verlauf des Plexus über das sehnige Ende des M. scalenus medius hinweg, insbesondere dann, wenn der Arm nach unten hängt und ein Tonusverlust der Schultergürtelmuskulatur (z. B. beim Tragen von Lasten u. a.) hinzukommt. Gilroy und Meyer [41] beobachteten 11 Patientinnen (22 bis 42 Jahre) mit ischämischen brachialen Neuropathien der oberen Extremität. Sie betonen, daß Gefäßgeräusche in der Fossa supraclavicularis und der Fossa infraclavicularis (die anderen Autoren zufolge fast die Regel sind) bei ihren Patientinnen vorlagen und deshalb ein Spasmus oder eine Kompression der A. subclavia zwischen 1. Rippe und Clavicula verursacht sei. Die lauten Gefäßgeräusche waren abhängig von der Position des Kopfes und des Armes und verstärkten sich bei Inspiration (durch Elevation der 1. Rippe). Bei einer Kontrollgruppe (40 Frauen = 80 Seiten) ließen sich derartige Geräusche in 54%, Verschwinden des Radialispulses in 44% nachweisen.

12.1 V. subclavia, Querschnittsveränderungen

Bei Schulter in Ruhelage, angehobener Schulter und nach vorn genommener Schulter-Gürtelregion ist der Querschnitt der Vene annähernd oval. Bei nach vorne oben genommener Schulter entsteht ein kreisförmiger Querschnitt, bei Absenken der Schulter und insbesondere bei nach hinten unten geführtem Schultergürtel plattet sich die Vene ab.

Die Durchmesserverkürzung beträgt bei Absenkung 10–44%, bei Schulterrückführung 23–66% [3].

Betont sei, daß der Venenwinkel nach Loeweneck und Mitarbeitern [78] 2–3 cm lateral des Sternoklavikulargelenkspaltes liegt. Ehlers [24] wies auf venographische Befunde bei der Schlüsselbein-Achsel-Venen-Sperre besonders hin und diskutierte deren Entstehung.

12.2 Kostoklavikuläres Syndrom, operative Behandlung

Lord [79] (zitiert nach [16]) resezierte bei 30 von 51 Patienten mit diesem Syndrom die ganze Clavicula. Falconer und Li [30] führten nach supraklavikulärem Zugang die Resektion der 1. Rippe durch. Gol und Mitarbeiter [42] wählten den hinteren Zugang zum Spalt zwischen Clavicula und 1. Rippe und deren Resektion. Roos [102] schlug den axillären Zugang vor und Rosati und Lord (1961) den infraklavikulären Zugang zur Resektion der 1. Rippe. Sie spalten den M. pectoralis major, enthülsen den 1. Rippenabschnitt im Knorpel- und Knochenanteil von Perichondrium und Periost und entfernen dann den seitlichen Abschnitt des 1. Rippenknorpels und den vorderen Teil der 1. Rippe.
Clagett [16] berichtete über den axillären Zugang und die Möglichkeit auf diesem Wege Gefäße, Nerven (auch den Sympathikus) und Halsrippen zu operieren. Hierüber wird van Dongen seine reichen Erfahrungen darlegen.

13. Pars infraclavicularis des Nervengefäßstranges

13.1 A. axillaris und Plexus brachialis

Als Fortsetzung der A. subclavia wird ihr Verlauf vom Außenrand der 1. Rippe bis zum unteren Rand des M. pectoralis major als A. axillaris bezeichnet. Ihr erster Abschnitt proximal des M. pectoralis minor ist bedeckt von Haut, Lamina superficialis der Fascia colli, Platysma, den Nn. supraclaviculares, der Pars clavicularis des M. pectoralis major und der Fascia clavipectoralis. Über das Gefäß verlaufen die Rami pectorales laterales, ihre Anastomosen mit den Rami pectorales mediales, die A. et V. thoracoacromialis sowie die V. cephalica. Hinter dem Gefäß befinden sich der erste Interkostalraum und die erste und zweite Zacke des M. serratus anterior, die Nn. thoracicus longus et pectoralis medialis sowie der Truncus inferior des Plexus brachialis. Seitlich des Gefäßes verlaufen die Trunci lateralis und superior des Plexus brachialis und medial die V. axillaris. A. et V. axillaris und Plexus brachialis sind im Bindegewebe eingescheidet, das oben in die Lamina prevertebralis der Fascia colli übergeht.

13.2 Muskelanomalien im Zugang zur Pars infraclavicularis des Plexus

Der M. pectoralis minor zeigt zahlreiche Variationen (Mm. pectoralis quarti zur Sehne und zur Faszie des M. coracobrachialis u. a.).

Unterschiedliche Arten muskulärer und bandartiger Langerscher Achselbögen zwischen M. latissimus dorsi und M. pectoralis major sowie andere Muskeln in der Nachbarschaft können den Zugang zum Plexus brachialis in der Regio axillaris erschweren (s. Abb. 35 u. 36).

Tobler [128] betonte, daß Ramsay [99] erstmals muskuläre Achselbögen beobachtete, über welche er 1812 referierte. Pichler [97] konnte muskuläre Achselbögen unter 3150

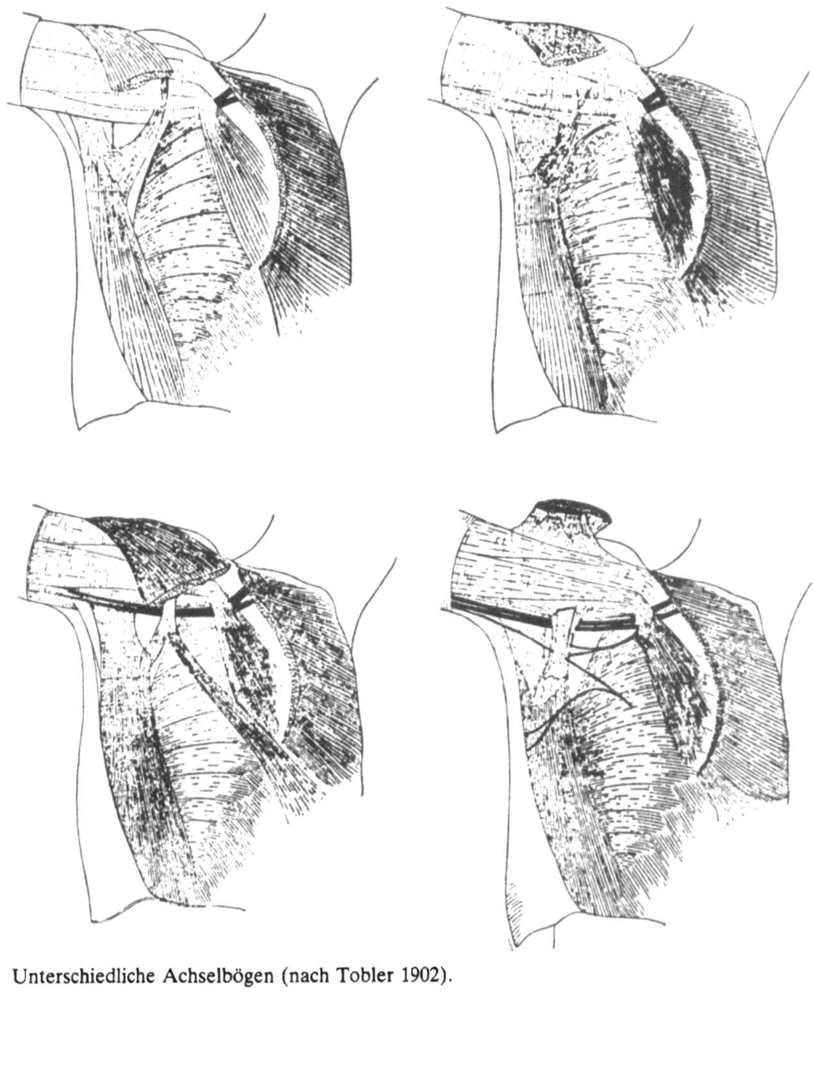

Abb. 35. Unterschiedliche Achselbögen (nach Tobler 1902).

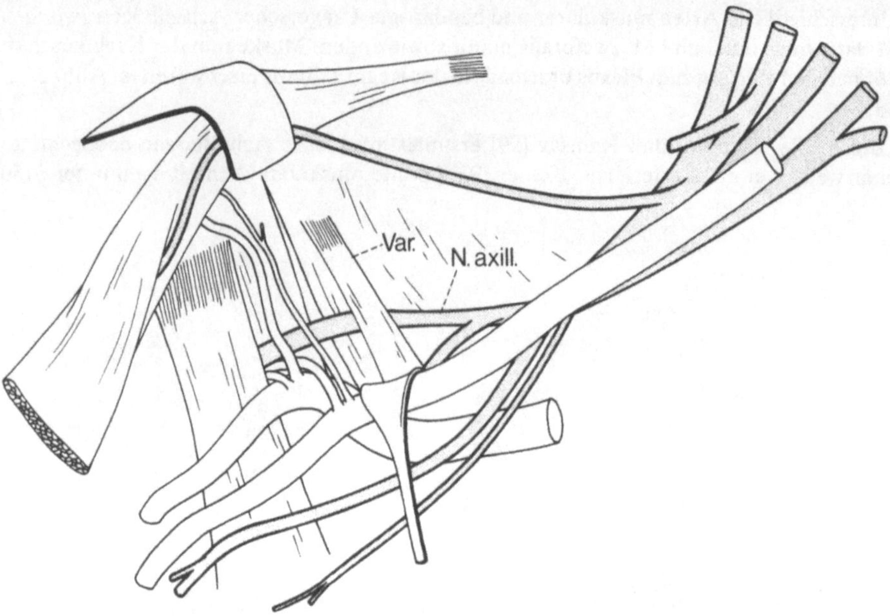

Abb. 36. Muskelvariation des M. subclavius mit Beeinträchtigungsmöglichkeit des N. axillaris (nach Kameda 1976 [63]).

Männern 132 mal = 4,19% und bei 1050 Frauen 34 mal = 3,32% (am Lebenden) feststellen. Bei Anspannung wird die Fossa axillaris durch den Muskel in zwei Gruben zerteilt, eine mediale tiefere und eine laterale seichtere. Am häufigsten gehen die Achselbögen vom M. latissimus dorsi aus und schließen sich dem M. pectoralis major (Oberrand) an. Auch Verbindungen mit dem M. serratus anterior, dem Processus coracoideus sowie der Crista tuberculi majoris und gedoppelte Ursprünge bzw. Ansätze kommen vor. Die Muskelfasern aus dem M. pectoralis major können bis zum Epicondylus medialis humeri nach abwärts ansetzen: M. chondroepitrochlearis [44, 106, 117, u. a.]. Schon Theile [127] beobachtete einen derartigen Muskel zum M. coracobrachialis und zum Caput breve m. bicipitis, den Eisler als M. pectoralis intermedius, Theile als M. pectoralis quartus bezeichnete. Der Zugang zum N. axillaris kann durch einen M. accessorius subscapularis erschwert sein. Kameda [63] fand an 10 von 380 Plexus (190 Leichen) diesen Muskel, der von der Nachbarschaft der Margo lateralis scapulae entweder von der Oberfläche des M. subscapularis oder vom Randgebiet der viereckigen Endsehne des M. latissimus dorsi oder von beiden abging. Der Muskel zieht schräg nach aufwärts und geht in die Insertionszone des M. subscapularis über und deckt den N. axillaris von vorne her ab. Er kann hinter dem N. radialis verlaufen, den N. radialis in zwei Teile zerlegen oder seltener auch andere Verlaufsformen haben. Der Muskel wird in der Regel vom N. radialis versorgt, selten auch vom N. thoracodorsalis.

Wree [137] fand in der Axilla eines 76jährigen Patienten einen M. coracobrachialis minor, der 7 cm lang von der Basis des Processus coracoideus abging und ventral der Mm.

subscapularis, teres minor et teres major zum ventrokranialen Rand des dort sehnigen M. latissimus dorsi zog. 4 1/2 cm vor dessen Anheftung an der Crista tuberculi minoris verschmolzen beide Muskelsehnen miteinander. Durch den V-förmig begrenzten Sehnenwinkel zog der N. radialis hindurch, der dorsal durch die Sehne des M. latissimus dorsi, ventral durch jene des M. coracobrachialis minor eingedellt war. Diese Muskelvariation ist unter verschiedenen Termini seit langem bekannt. Auf die Kompressionsmöglichkeit des N. radialis wies seiner Meinung nach Wree [137] erstmalig hin. Abgesehen davon kann der Nerv im Bereich des Septum intermusculare laterale, am Oberrand der Sehne des M. extensor carpi radialis brevis, beim Eintritt in den Canalis supinatorius u. a. geschädigt werden.

Hingewiesen sei auch auf oberflächliche Verläufe einer A. brachialis (superficialis) bzw. radialis superficialis. In etwa 75% liegen regelhafte Verhältnisse vor, in 15% wird nach verschiedenen Autoren der oberflächliche Ast zum Hauptstamm der Arterie und in 10% können beide Gefäße persistieren [90].

14. Elevationssyndrom = Hyperabduktionssyndrom (Abb. 37)

Bei Elevation des Armes kann der Gefäß-Nervenstrang unter dem M. pectoralis minor und seiner Ansatzzone abgeknickt, gedehnt und geschädigt werden. Der Radialispuls verschwindet, Renaud-ähnliche Syndrome treten auf, auch Parästhesien wurden beschrieben.

Lord und Rosati [80] wiesen darauf hin, daß Wright [138] als erster das Hyperabduktionssyndrom beschrieb und auf zwei Möglichkeiten der Kompression der Vasa subclavia sowie des Plexus brachialis hinwies: Einmal unter der Sehne des M. pectoralis minor und dem Processus coracoideus und 2. im Spatium costoclaviculare zwischen Clavicula und 1. Rippe, das bei Hyperabduktion unterschiedlich stark verengt werden kann. Lord und Rosati betonen, daß bei Abduktion = Elevation des Armes von 180°

1. das neurovaskuläre Bündel um die Sehne des M. pectoralis minor und den Processus coracoideus sowie den Humeruskopf herumgezogen werden,
2. daß der Processus coracoideus nach abwärts verlagert wird und dadurch das Gefäß-Nerven-Bündel weiter beeinträchtigt,
3. sich die Clavicula um 30° nach oben und um 35° nach rückwärts in der Articulatio sternoclavicularis verlagert und dadurch das Spatium costoclaviculare einengt,
4. die Mm. subclavius et pectoralis minor sowie das Ligamentum costocoracoideum angespannt werden und
5. sich bei voll abduziertem = eleviertem Arm in einem Winkel um 90° um das Hypomochlion: Processus coracoideus, verlagern.

14.1 Plexus brachialis, Zugkräfte bei Arm-Kopf-Bewegungen

Kwaan und Rappaport [69] bestimmten die Zugkräfte, die bei Arm-Kopf-Bewegungen auf den Plexus brachialis einwirken, an neun Leichen (40–85 Jahre). Ein geeichter Federmechanismus (Federkonstante 19,600 Dyn/cm) wurde bei adduziertem Arm an den Nervenstämmen befestigt, anschließend Abduktions- und Kopfbewegungen durchge-

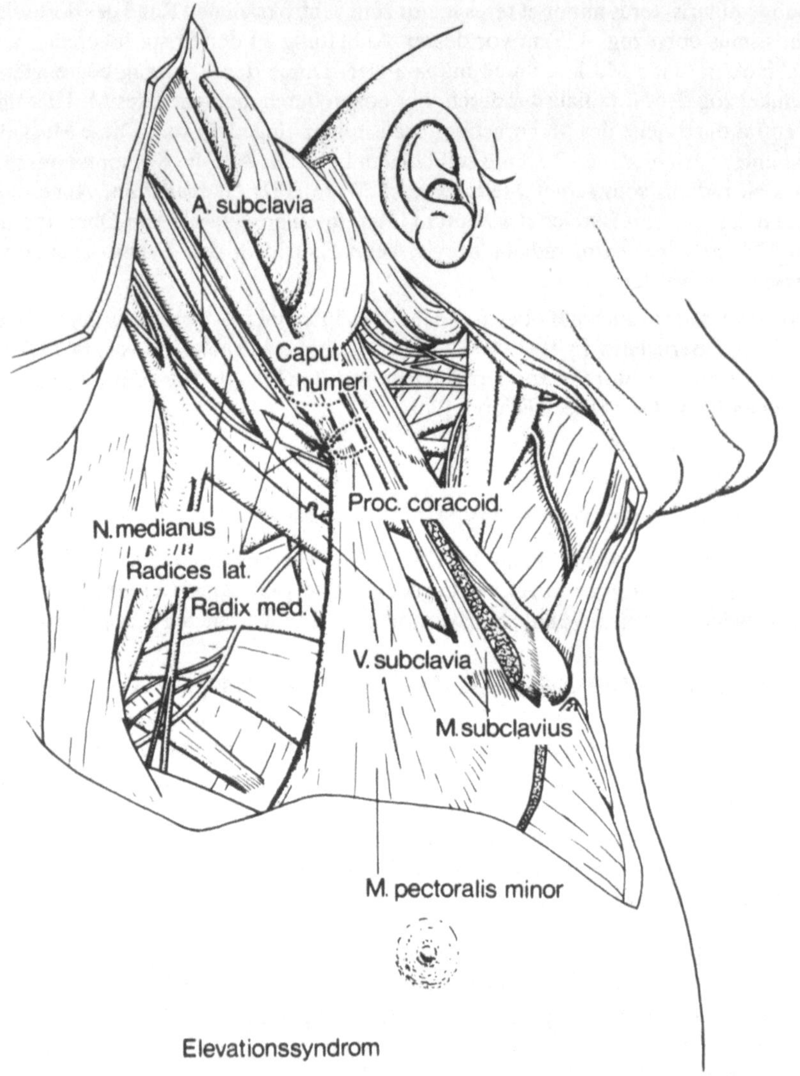

Abb. 37. Elevationssyndrom = Hyperabduktionssyndrom mit Drücken zwischen Proc. coracoideus und M. pectoralis minor sowie vom Caput humeri (beide Strukturen gepunktet).

führt. Die Autoren kommen erneut zum Ergebnis, daß bei Armabduktion gemeinsam mit einer Kopfdrehung zur kontralateralen Seite Zugkräfte vermehrt auf die Nerven einwirken und eine maximale Dehnung der Nerven bei 90° Abduktion 30° Extension des Kopfes nachweisbar sind. Bei schwereren Individuen scheinen weniger Spannungskräfte an den Nerven aufzutreten als bei leichteren. Sie weisen auf Brachialislähmungen während des Geburtsvorganges durch Zugkräfte hin, die häufiger einen sogenannten Erbschen Typ (C_5/C_6) als einen Klumpke-Typ (C_8/T_1) aufweisen. Auch bei postoperativen Brachialislähmungen sind häufiger die oberen Wurzeln als die unteren betroffen.

15. Einige seltene Plexusvariationen

15.1 Trunci singulares (Abb. 38)

Betont sei, daß zahlreiche Variationen der Truncusbildung des Plexus brachialis beschrieben wurden. Michelsson [85] und andere beschrieben Plexus brachiales, die sich zu einem einzelnen Truncus vereinigten. Die Zuschüsse stammten von Rami ventrales C_4–T_2. Der Stamm teilte sich dann in zwei Stränge, aus dem vorderen gingen die Nn. musculocutaneus, medianus, ulnaris et cutaneus antebrachii medialis, aus dem hinteren die Nn. radialis et axillaris hervor. Eine Medianusschlinge konnte nicht nachgewiesen werden. Der einheitliche Plexusteil lag lateral der A. axillaris. Auch Singer [114] beobachtete einen Plexus brachialis, der sich zu einem einheitlichen Strang vereinigte. Die Rr. C_5 und C_6 (etwa 4 cm lang) bildeten einen Truncus superior von 2,5 cm Länge, der in den Truncus medius (C_7) einzog. C_8 (2 cm lang) vereinigte sich mit T_1 (2 cm lang). Beide bildeten einen 4,5 cm langen Stamm, der in den gemeinsamen oberen Stamm einzog.

16. Zweige des Plexus brachialis, Segmentbezug

Eine ausgezeichnete Übersicht über die unterschiedlichen Segmentarten gibt Rohr [101]. Anatomische Präparationen stammen von Herringham [54], Bolk [10], Eisler [26] sowie Elze [28] u. a. Physiologische Untersuchungsmethoden wendete vor allem Foerster [36] an. Head [50, 51] beobachtete vor allem die hyperalgetischen Zonen bei Erkrankungen innerer Organe und Herpeseruptionen. Die Headsche Zone ist nach Elze ein funktioneller Begriff, das Dermatom dagegen ein morphologischer. Möglicherweise stellen die Headschen Zonen trophische Dermatome dar und entsprechen Arealen der vegetativen Innervation, die nicht vollständig mit der sensiblen übereinstimmen. [95]. Im allgemeinen wird das Dermatom als Hautzone bezeichnet, an der sich bei Schädigung Hypästhesie bzw. Hypalgesie oder bei Reizung Hyperalgesie nachweisen lassen.

16.1 Motorische Innervation

Meiner Kenntnis sind sich alle Anatomen und Neurologen über die Verzweigung der oberen Plexusäste im M. deltoideus einig (C_5 und C_6). Schon Harris [48] betonte jedoch, daß die von C_6 in den N. axillaris und den N. musculocutaneus verlaufenden Fasern hauptsächlich sensibel sind, Kerr [67] weist darauf hin, daß der N. axillaris in ca. 80% regelhaft aus dem Fasciculus posterior, davon in ca. 39% als einheitlicher Nerv hervorgeht. In ca. 33% zweigt von ihm ein N. subscapularis zum M. teres major sowie zum lateralen Rand des M. subscapularis ab. Auch der N. thoracodorsalis kann dem N. axillaris entstammen. Wenn kein Fasciculus posterior ausgebildet ist, geht der N. axillaris in etwa der Hälfte der Fälle durch Vereinigung dorsaler Äste der Trunci superior et medius mit verschiedenen Variationen hervor. Betont sei, daß ein N. subscapularis in über 45%

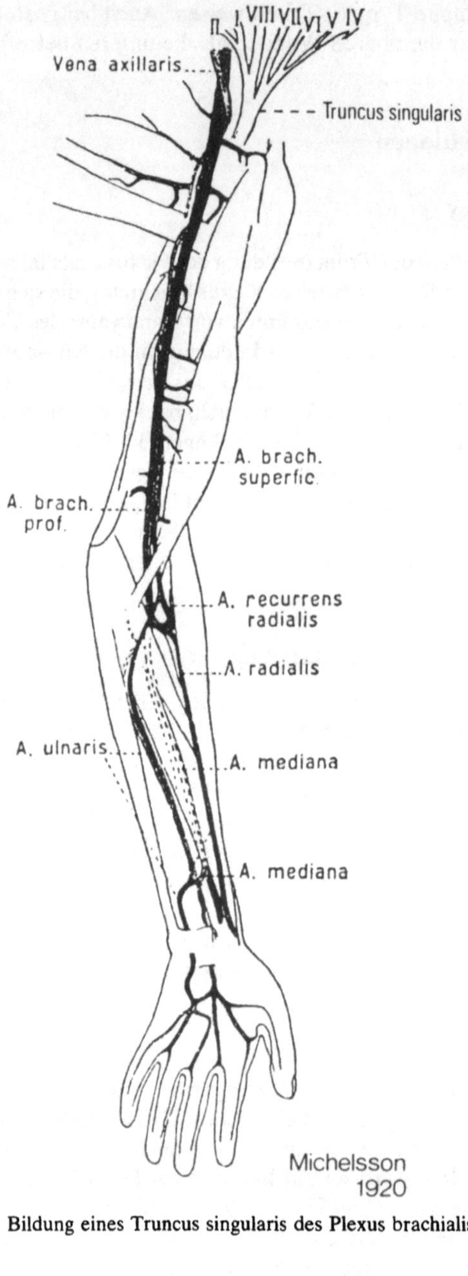

Abb. 38. Bildung eines Truncus singularis des Plexus brachialis (nach [85]).

vom N. axillaris abgeht. Nach Kerr enthält der N. axillaris in über 53% Fasern von C_4 bis T_1, in 25,5% Fasern von C_5 bis T_1, in ca. ½% Fasern von C_4 bis C_8, in ca. 1% Fasern von C_5 bis C_8 und in ca. 5% Fasern von C_4 bis C_7, etwas weniger häufig Fasern von C_5 bis C_7, von C_4 bis C_6 und von C_5 bis C_6.

Nach Mumenthaler und Schliack [90] versorgt der N. axillaris die Mm. deltoideus und brachialis (= Schreibfehler). Schon Kerr [67] wies darauf hin, daß der Nerv zum M. teres major sowohl dem N. axillaris als auch direkt oder indirekt dem Fasciculus posterior (74,52%) oder (selten) dem N. radialis entstammen kann. An seinem gesamten Untersuchungsgut ging der Nerv vom N. axillaris in 54,14%, von Divisiones dorsales des Plexus brachialis in 45,22% ab.

Spurling und Scoville [116] betonen, daß der M. biceps brachii hauptsächlich aus C_5 und C_6, der M. triceps brachii aus C_7 und C_8 versorgt wird.

Bei Diskusprolaps C_5, fehlt der Bizepsreflex oder ist vermindert (= Segment C_6). Bei Schädigung durch den Discus C_6 (= Segment C_7) fehlt der Trizepsreflex oder ist abgeschwächt.

Radikuläre Schmerzen und Parästhesien von C_6 betreffen nach Spurling und Scoville [116] den distalen Abschnitt der dorsalen Unterarmseite einschließlich der Daumengrundgelenkgegend bis zur Articulatio interphalangea pollicis und dem Os metacarpale I.

Das Hauptgebiet von C_7 umfaßt nach Spurling und Scoville [116] dorsal das Daumenendglied, den Zeige- und Mittelfinger sowie die Palma am Daumen-, Zeige- und Mittelfinger.

Als weiteres Beispiel möchte ich die Muskelinnervation von C_8 – die bis heute umstritten ist – diskutieren.

Bolk [10] gibt an, daß das C_8-Segment Fasern zu den Mm. latissimus dorsi, extensor carpi ulnaris, extensor digitorum communis, extensor digiti quinti, extensor indicis proprius als Abkömmlinge dorsaler Muskeln und zu den Mm. pectoralis minor, flexor carpi ulnaris, flexor digitorum communis superficialis, palmaris longus, pronator quadratus, flexor digitorum profundus, opponens digiti quinti, abductor digiti quinti, flexor digiti quinti brevis und den Mm. interossei abgibt. Nach Kendall und Kendall [68] (zitiert nach [19]) wird der M. flexor pollicis brevis vorzüglich von C_8 versorgt. Nach Mumenthaler und Schliack erhalten die Mm. flexor carpi ulnaris, flexor digitorum profundus, interossei, lumbricales, flexor pollicis brevis, Caput profundum, palmaris brevis, triceps brachii, brachioradialis und anconeus sowie die Mm. brachioradialis, extensores carpi longus et brevis, extensor digitorum communis, indices proprius, digiti minimi, supinator, extensor pollicis longus, extensor pollicis brevis, abductor pollicis longus, flexor carpi radialis, palmaris longus, flexor digitorum superficialis, flexor pollicis longus, flexor digitorum profundus, Caput radiale, pronator quadratus, opponens pollicis, abductor pollicis brevis, flexor pollicis brevis, Caput superficiale, lumbricales 1–2, latissimus dorsi, pectoralis major et minor vom C_8-Segment Fasern.

Sehr umstritten sind die Zuschüsse von T_1 zum Plexus brachialis, die sicherlich von den jeweils Zuflüssen zum Plexus brachialis abhängen. Herringham [54] fand Zuschüsse von T_1 in 13%, Harris [48] in 82% und betonte, daß der Zuschuß bei postfixiertem Plexus am dicksten ist und auch Zuschüsse von T_2 nachweisbar sind. Beim Menschen beteiligt sich T_1 bei der Versorgung der Extensoren von Finger und Daumen, speziell des M. extensor pollicis brevis, des M. extensor indicis proprius sowie des M. extensor digiti minimi. Auch der N. cutaneus antebrachii medialis erhält Zweige aus C_8 und T_1, worauf schon Smith [115] hinwies. T_2 gibt (wenn entwickelt) motorische Fasern zu den Handmuskeln und zwar zu den Daumenballenmuskeln durch die Verbindungen zwischen N. ulnaris und medianus am Unterarm (in 10–25% nachgewiesen) ab. Betont sei, daß nach Mumenthaler und Schliack aus T_1 die Mm. flexor carpi ulnaris, flexor digitorum profundus, interossei lumbricales 3 und 4, abductor pollicis, flexor pollicis brevis, Caput profundum, palmaris brevis, triceps brachii sowie die Mm. flexor digitorum superficialis, pollicis longus, pronator quadratus, flexor pollicis brevis, Caput superficiale, teres major und pectoralis major Fasern erhalten.

17. Einige Dermatome

17.1 C_8 und T_1-Dermatome

Noch mehr umstritten als die Muskelversorgung aus C_8, T_1 und T_2 sind die Dermatome dieser Segmente.

17.2 C_8

Nach Bolk [10] z. B. verlaufen die Zweige im N. medianus und versorgen die radiale Seite des Zeigefingers, die einander zugekehrten Seiten des 2. und 3. sowie des 3. und 4. Fingers. Sie seien jedoch intensiv mit Fasern aus C_7 und T_1 vermischt. Innerhalb des N. ulnaris erreichten sie am Präparat von Bolk den Ramus dorsalis manus. Auch im Ramus superficialis fanden sich Fasern zur Ulnarseite des 5. Fingers sowie zu den einander zugekehrten Seiten des 4. und 5. Fingers. Wenige Fasern aus C_8 verliefen im Stamm des N. radialis zu distalen Gebieten an der Dorsalfläche des Vorderarms. Elze [28] beschrieb einen Streifen an der Volarseite des Ober- und Unterarms sowie der Palma manus und die ulnaren $2^1/_2$ Finger, an der Dorsalseite einen ähnlichen Streifen und die ulnaren 3 Finger als dem C_8-Segment zugehörig. Nach Foerster ist das C_8-Segment an der Außenseite des Oberarms, nach Keegan [64] (– hypalgetische Zonen bei Nervenwurzelschädigungen), an der Ober- und Unterarm-Volarseite, den zwei volaren Fingern sowie am Ober- und Unterarm Dorsalseite und zwei ulnaren Fingern lokalisiert. Hansen und Schliack [47] konnten das Dermatom C_8 an den ulnaren $1^1/_2$ Fingern der Volar- und Dorsalseite nachweisen. Rohr gibt für das C_8-Segment außer dem Streifen am Ober- und Unterarm die $1^1/_2$ ulnaren, dorsale und volare Fingerseiten als Grenzgebiete der algetischen Dermatome an.

Das T_1-Segment entläßt nach Bolk [10] sensible Fasern zur Rumpfwand (Spatium intercostale primum und R. cutaneus anterior bis zur vorderen Achsellinie). Ein Teil von T_1 geht demnach über C_8 in den N. cutaneus brachii medialis, den N. cutaneus antebrachii medialis, in den Stamm des N. ulnaris und in den N. medianus. In dem N. radialis konnte er keine sensiblen Fasern nachweisen. Die Fasern im N. medianus zogen zu den einander zugekehrten Seiten des 3. und 4. Fingers, die im N. ulnaris gelangten in den Ramus dorsalis, andere in den Ramus superficialis des Nervs. Der ulnare, dorsale Fingernerv enthält nach Bolk hauptsächlich Fasern aus T_1. In den radialer verlaufenden ziehen auch Fasern aus C_8. An der Volarseite der Hand gelangt T_1 im Ramus palmaris n. ulnaris (gemeinsam mit Fasern aus C_8). Außerdem ist T_1 an der Versorgung der einander zugekehrten Seiten des 4. und 5. Fingers beteiligt. Die Volarfläche des 5. Fingers wird von C_8 und T_1 versorgt. Der Ober- und Unterarmstreifen entspricht dem Verlauf der Nn. cutanei brachii et antebrachii mediales. Nach Elze und Keegan, Hansen und Schliack und Rohr reicht das T_1-Gebiet nicht bis zur Hand nach distal.

Literatur

[1] Adson, A. W.: Surgical treatment for symptoms produced by cervical ribs and the scalenus anticus muscle. Surg. Gyn. Obst. **85** (1947) 687–700.

[2] Adson, A. W. and J. R. Coffey: Cervical rib. A method of anterior approach for relief of symptoms by division of the scalenus anticus. Ann. Surg. (Philadelphia) **85** (1927) 839–857.

[3] Anderhuber, F.: Verlaufsrichtungen und von den Schulterstellungen abhängige Querschnittsveränderungen der Vena subclavia. Morphol. Med. **2** (1982) 21–28.

[4] Arnold (1833): zit. nach Henle (1871).

[5] Asch, G. Th., v.: De primo nervorum medullae spinalis. Inaug. Diss. Göttingen 1750

[6] Baldwin, W. M.: The topography of spinal nerve roots. Anat. Rec. **2** (1908) 155–156.

[7] Beck: zit. nach Murphy (1906).

[8] Blalock, A.: A study of the surgical treatment of congenital pulmonic stenosis. Ann. Surg. **124** (1946) 879–887.

[9] Blair, D. M., F. Davies, and W. McKissock: Etiology of vascular symptoms of cervical rib. Brit. J. Surg. **22** (1935) 406.

[10] Bolk, L.: Beitrag zur Neurologie der unteren Extremität der Primaten. Gegenbaurs Morphol. Jahrb. **25** (1898) 305–361.

[11] Bonnel, F. and P. Rabischong: Anatomy and Systematization of the brachial plexus in the adult. Anatomia Clinica **2** (1981) 289–298.

[12] Bonney, G.: The scalenius medius band. A contribution to the study of the thoracic outlet syndrome. J. Bone Jt. Surg. **47–B** (1965) 268–272.

[13] Bramwell, E.: Lesion of the 1st dorsal nerve root. Revue Neuro. Psychiat. infant. **1** (1903) 239.

[14] Brickner, W. M. and H. Milch: First dorsal, stimulating cervical ribby maldevelopment or by pressure symptoms. Surgery, Gynecology and Obsterics **40** (1925) 38–44.

[15] Cave, A. J. E.: Anatomical note. A note on the origin of the M. scalenus medius. J. Anat. **67** (1932/33) 480–483.

[16] Clagett, O. Th.: Research and Proresearch. Thoracic and Cardiovascular Surgery **44** (1962) 153–166.

[17] Cliffton, E. E.: Neurovascular syndrome of the arm associated with hypertrophied subclavius muscle. Arch. Surgery **55** (1947) 732–742.

[18] Coote, H.: Pressure on the axillary vessels and nerve by an exostosis from a cervical rib-interference with the circulation of the armremoval of the rib and exostosis-recovery. Medical and Surgical Practice (Medical & Times Gazette), Seite 108, 3. August 1861.

[19] Coyne, J. M., F. P. Kendall, R. M. Latimer and O. D. Payton: Evalution of a brachial plexus injury. Phys. Ther. (New York) **48** (1968) 733–739.

[20] Daseler, E. H. and B. J. Anson: Surgical antomy of the subclavian artery and its branches. Surgery Gynecology & Obstetrics **108** (1959) 149–174.

[21] Dean: (1905) zit. nach Faller (1952).
[22] Dolgo-Saburoff, B.: Zur Frage über die Lagebeziehungen zwischen der A. subclavia und der Scalenusmuskulatur beim Menschen. Anat. Anz. (Jena) **76** (1933) 97–113.
[23] Eden, K. C.: The vascular complications of cervical ribs and first thoracic rib abnormalities. Brit. J. Surg. **27** (1939/40) 111–139.
[24] Ehlers, Chr.: Venographische Befunde bei der Schlüsselbein-Achselvenensperre (Paget-v.-Schroetter-Syndrom) Röntgenfortschritte **103** (1965) 464–472.
[25] Eisler, P.: Der Plexus lumbosacralis des Menschen. Anat. Anz. **6** (1891) 274–281.
[26] Eisler, P.: Der Plexus lumbosacralis des Menschen. Abhandl. d. naturf. Ges. zu Halle **17** (1892) 281–364.
[27] Eisler, P.: Die Muskeln des Stammes. In: Bardelebens Handbuch des Menschen, Bd. 2, Fischer, Jena 1912.
[28] Elze, C.: Headsche Zonen und Dermatome. Nervenarzt **28** (1957) 465.
[29] Etter, J. L. E.: Osseous abnormalities of the thoracic gage seen in forty thousand consecutive chest photoroentgenograms. Am. J. Roentgenol. and Radium therapy (Springfield/Ill.) **51** (1944) 359–363.
[30] Falconer, M. A. and F. W. P. Li: Resection of the first rib in costoclavicular compression of the brachial plexus. Lancet **1** (1962) 59.
[31] Falconer, M. A. and G. Wedell: Costo-clavicular compression of the subclavian artery and vein: Relation to the Scalenus Anticus Syndrome. Lancet **2** (1943) 539–543.
[32] Faller, A.: Statistische Untersuchungen über Ursprung und Kaliber der Arteria transversa colli beim Menschen. Archiv für Kreisl. Forsch. (Darmstadt) **18** (1952) 161–167.
[33] Fischer, J.: (1858) zit. nach Murphy (1906).
[34] Foerster, O.: Zur Kenntnis der spinalen Segmentinnervation des Muskeln. Neurol. Centralbl. (Leipzig) **32** (1913) 1202–1214.
[35] Foerster, O.: Methoden der Dermatombestimmung beim Menschen. Arch. Psychiatr. 77 (1926) 652–658.
[36] Foerster, O.: Symptomatologie der Erkrankungen des Rückenmarks und seiner Wurzeln. In Bumke, O., und O. Foerster: Handbuch der Neurologie. Bd. V. Springer, Berlin 1936.
[37] Frey, H.: Ein vertebro-clavicularer Muskel aus der Gruppe der supraclavicularen Gebilde. Gegenbaurs Morphol. Jahrb. **49** (1915) 389–391.
[38] Frykholm, R.: Deformities of dural puches and structures of dural sheaths in the cervical region procuding nerve-root compression. A contribution to the etiology and operative treatment of brachial neuralgia. J. Neurosurg. **4** (1947) 403–413.
[39] Frykholm, R.: Lower cervical nerve roots and their investments. Acta Chirurg. Scand. **101** (1951) 457–471.
[40] Gilliatt, R. W. and P. M. LeQuesne et al: Wasting of the hand associates with a cervical rib or band. J. Neurol. Neurosurg. Psychiat. **33** (1970) 615–624.
[41] Gilroy, J. and J. S. Meyer: Compression of the subclavian artery as a cause of ischemic brachial neuropathy. Brain **86** (1963) 733.
[42s Gol, A., D. W. Patrick and D. P. McNeel: Relief of costoclavicular syndrome by infraclavicular removal of first rib. J. Neurosurg. **28** (1968) 81–84.
[43] Gordon, T. E.: (1901) zit. nach Sunderland (1948).
[44] Gruber, W.: Über einen Musculus costocarocoideus supernumerarius beim Menschen. Bull. de l'Acad. Imp. d. sc. de St. Petersburg **17** (1872) 408–414.
[45] Halbertsma, J.: Über das Verhalten der Art. subclavia bei zufällig vorhandenen Halsrippen bei Menschen. Archiv für die holländischen Beiträge zur Natur- und Heilkunde. Bd. 1, 1858.
[46] Halsted, W. S.: An experimental study of circumscribed dilation of an artery immediately distal to a partially occluding band, and its bearing on the dilation of the subclavian artery observed in certain cases of cervical rib. J. Exper. Med. **24** (1916) 271.
[47] Hansen, K. und H. Schliack: Segmentale Innervation. Ihre Bedeutung für Klinik und Praxis. Thieme, Stuttgart 1962.
[48] Harris, W.: The true form of the brachial plexus and its motor distribution. J. Anat. Physiol. **38** (1904) 399–422.
[49] Haven, H.: Neurocirculatory scalenus anticus syndrome in the presence of developmental defects of the first rib. Yale J. Biol. **11** (1939) 443–448.

[50] Head, H.: On disturbances of sensation with especial reference to the pain of visceral disease. Brain (London) **16** (1893) 1–133.
[51] Head, H.: Die Sensibilitätsstörungen der Haut bei Visceralerkrankungen. Hirschwald, Berlin 1898.
[52] Helm, F.: Einseitige rudimentäre Entwicklung der ersten Rippe nebst einer Anzahl anderer Anomalien am Thorax einer und derselben Person. Anat. Anz. **10** (1895) 540–554.
[53] Henle, J.: Handbuch der systematischen Anatomie des Menschen. Bd. 3, 2. Abt. Vieweg, Braunschweig 1871.
[54] Herringham, W. P.: The minute anatomy of the brachial plexus. Proc. R. Soc. **41** (1887) 423–441.
[55] Hilbert, R.: Zur Kenntnis der Spinalnerven. Inaug. Diss. Königsberg 1878.
[56] Hirasawa, K.: Über den Plexus brachialis. I. Mitteilung. Die Wurzeln des Plexus brachialis. Universitatis Imperialis Kiotoensis **11** (1928) 161–186.
[57] Huber: (1744) zit. nach Henle (1871).
[58] Hunauld: (1740 und 1744) zit. nach Turner (1871).
[59] Hutchinson, E. C. and P. O. Yates: The cervical portion of the vertebral artery, a clinico-pathological study. Brain **79** (1956) 319–331.
[60] Hyrtl: (1836) zit. nach Henle (1871).
[61] Hyrtl, J.: Onomatologia Anatomica. Braumüller, Wien 1880.
[62] Jachimowicz, J.: Les variations du plexus brachial (résumé). Traduit par E. Loth. Mem. Anat. A., Univ. Varsoviensis (1925) 282–246.
[63] Kameda, Y.: An anomalous muscle (accessory subscapulairs-teres muscle) in the axilla penetrating the brachial plexus in man. Acta anat. (Basel) **96** (1976) 513–533.
[64] Keegan, J. J.: Relations of nerve roots to abnormalities of lumbar and cervical portions of the spine. Arch. Surg. **55** (1947) 246–270.
[65] Keen, W. W.: The symptomatology diagnosis, and surgical treatment of cervical ribs. Am. J. of the Medical Sciences **133** (1907) 173–218.
[66] Kendall und Kendall: (1949) zit. nach Coyne und Mitarb. (1968).
[67] Kerr, A. T.: The brachial plexus of nerves in man, the variations in its formation and branches. Am. J. Anat. **23** (1918) 285–345.
[68] Kirgis, H. D. and A. F. Reed: Anatomical relations of possible significance in the production of the scalenus anticus syndrome. Anat. Rec. **97** (1947) 348 (Abstracts).
[69] Kwaan, J. H. M. and I. Rappaport: Postoperative brachial plexus palsy: a study on the mechanism. Arch. Surg. **101** (1970) 612–615.
[70] Lang, J.: Über das Bindegewebe und die Gefäße der Nerven. Z. Anat. und Entwickl.-Gesch. **123** (1962) 61–79.
[71] Lang, J.: Praktische Anatomie: E. Lehr- u. Hilfsbuch d. anat. Grundlagen ärztl. Handelns/begr. von T. von Lanz, W. Wachsmuth. Fortgef. u. hrsg. von J. Lang, W. Wachsmuth. Springer, Berlin Heidelberg New York. NE: Lang, Johannes (Hrsg.); Lanz, Titus, von (Begr.) Teil 1: Bd. 1, Kopf. Teil B Gehirn- und Augenschädel/von J. Lang in Zsarb. mit K.-A. Bushe, W. Buschmann und D. Linnert (1979).
[72] Lang, J.: Funktionelle Anatomie der Halswirbelsäule und des benachbarten Nervensystems. In: Hohmann, D., Kügelgen, B., Liebig, K., Schirmer, M. (Hrsg.) Halswirbelsäulenerkrankungen mit Beteiligung des Nervensystems. (Neuroorthopädie 1). Springer, Berlin, Heidelberg, New York, Tokyo 1983.
[73] Lang, J. and C.-T. Bartram: Über die Fila radicularia der Radices ventrales et dorsales des menschlichen Rückenmarkes. Gegenbaurs Morphol. Jahrb. (Leipzig) **128** (1982) 417–462.
[74] Lanz, T. von: Über die Rückenmarkshäute. I. Die konstruktive Form der harten Haut des menschlichen Rückenmarks und ihrer Bänder. Arch. Entwickl. Mech. Org. **118** (1982) 417–462.
[75] Lassek, A. M. and G. L. Rasmussen: A quantitative study of the newborn and adult spinal cords of man. J. Comp. Neurol. **69** (1938) 371–379.
[76] LeDouble, A. F.: Traite des Variations du Systeme Musculaire de l'homme et de leur signification du point de vue de l'anthropologie-zooloque. Tome I. pag. 177. Schleicher Fréres, Paris 1897.
[77] Lindskog, G. E. and E. L. Howes: Cervical rib associated with aneurysm of subclavian artery: report of case and review of recent literature. Arch. Surg. **34** (1937) 310–319.

[78] Loeweneck, H., K. Schäfer und K. J. Pfeifer: Anatomische Hinweise zur Anlage von zentralen Venenkathetern. Chirurg **49** (1978) 615–619.
[79] Lord: zit. nach Clagett (1962).
[80] Lord, J. W. and L. M. Rosati: Neurovascular compression syndromes of the upper extremity. Clinical Symposia **10** (1958) 35–62.
[81] Luschka, H v.: Die Anatomie des Menschen. Bd. I, 2. Abt. Laupp, Tübingen 1863.
[82] Macalister, A.: The muscular anatomy of the Gorilla. Proc. R. Irish Acad. Ser. II, Vol. 1 (1874).
[83] Margono, F.: Wissenschaftliche Arbeit am Anatomischen Institut der Universität Würzburg, 1980.
[84] Menzler, W.: Wissenschaftliche Arbeit am Anatomischen Institut der Universität Würzburg, 1983.
[85] Michelsson, G.: Über eine obere Extremität mit mehrfachen Arterienvarietäten. Anat. Anz. (Jena) **53** (1920/21) 241–258.
[86] Moosman, D. A.: The anatomy of infraclavicular subclavian vein catheterization and its complications. Surg. Gynecol. Obstet. **136** (1973) 71–74.
[87] Müller, E.: Beiträge zur Morphologie des Gefäßsystems. Anat. Hefte (Wiesbaden) **22** (1903) 528–574.
[88] Müller, E.: Beiträge zur Morphologie des Gefäßsystems. II. Die Armarterien der Säugetiere. Anat. Hefte (Wiesbaden) **27** (1905) S. 71.
[89] Müller J.: Handbuch der Physiologie des Menschen. Hölscher, Coblenz 1833.
[90] Mumenthaler, M. und H. Schliack: Läsionen peripherer Nerven. Diagnostik und Therapie. 3. Aufl. Thieme, Stuttgart, New York 1977.
[91] Murphy, J. B.: Case of cervical rib with Symptoms Resembling Subclavian Aneurism. Ann. Surg. London) **41** (1905) 399–406.
[92] Murphy, J. B.: The clinical significance of cervical ribs. Surg. Gynec. Obstet. **3** (1906) 514–520.
[93] Naffziger, H. C. and W. T. Grant: Neuritis of the brachial plexus mechanical in origin. Surg. Gynec. Obstet. **67** (1938) 722–730.
[94] Okamoto, K.: Über das Foramen transversarium und die Eigentümlichkeit des Querfortsatzes am 7. Halswirbel. Anat. Anz. **58** (1924) 401–430.
[95] Pette, H.: Die akut entzündlichen Erkrankungen des Nervensystems. Monogr. Thieme Verlag, Stuttgart 1942.
[96] Pia, H. W.: Rückenmark. In: Lehrbuch der Chirurgie, 6. Aufl., hrsg. von H. Hellner, R. Nissen, K. Vossschulte. Thieme, Stuttgart 1970.
[97] Pichler, K.: Über den Langer'schen Achselbogenmuskel. Anat. Anz. **49** (1916/17) 310–320.
[98] Puusepp, L.: Kompression des Plexus brachialis durch die normale 1. Brustrippe (Verengung des Trigonum costo-interscalenicum). Folia neuropath. Estoniana **11** (1931) 93–100.
[99] Ramsay: Edinbourg. Med. Journ. Vol. VIII (1812) p. 281, zit. nach Tobler, 1902.
[100] Riolan: (1577–1657) Anthropographia Paris 1626, p. 103, zit. nach Hyrtl, Lehrbuch der Anatomie 1889.
[101] Rohr, H.: Segmentinnervation des Cervicalgebietes. Acta Neurochirurgica (Suppl. XI). Springer, Wien 1963.
[102] Roos, D. B.: Transaxillary Approach for First Rib Resection to Relieve Thoracic Outlet Syndrome. Ann. Surg. **163** (1966) 354–358.
[103] Rosati, L. M. and J. W. Lord: Neurovascular compression syndromes of the shoulder girdle. Modern Surgical Monographs. Grune and Stratton, New York 1961.
[104] Ruge, G.: Beiträge zur Gefäßlehre des Menschen. Gegenbaurs Morphol. Jahrb. **9** (1884) 329–388.
[105] Sato, T.: On the „Musculi Intervertebrales Laterales". From Proceedings of the Japan Academy, Vol. 49, Nr. 2 (1973).
[106] Schramm, U. und D. v. Keyserlingk: Eine Varietät des M. pectoralis major am Oberarm. Verh. Anat. Ges. **74** (1980) 813–815.
[107] Schumacker, H. N. jr.: Incisions in surgery of aneurysms. Ann. Surg. **124** (1946) 586–598.
[108] Schwegel: Über Muskelvarietäten. Sitzungsber. d. k. Akademie zu Wien **34** (1859) 47–62.
[109] Schwegel: Über einige Gefäß-Varietäten des menschlichen Körpers mit Bezugnahme auf Chirurgie und Physiologie. Vierteljahrschr. f. d. prakt. Heilkunde, Prag II (1859) 121–133.

[110] Sènècail, B.: Le plexus brachial de l'homme. Thése Reims **66** (1975).
[111] Sheehan, S., R. B. Bauer and J. S. Meyer: Vertebral artery compression in cervical spondylosis. Neurology **10** (1960) 968–986.
[112] Sherrington, C. S.: Experiments in the examination of the peripheral distribution of the fibres of the posterior roots of some spinal nerves. Part II. Phil. Trans. Roy. Soc. B., **190** (1898) 45–186.
[113] Shore, L. R.: An example of the muscle scalenus minimus. J. Anat. (Cambridge) **60** (1926) 418–419.
[114] Singer, E.: Human brachial plexus united into a single cord. Anat. Rec. **55** (1933) 411–419.
[115] Smith, E.: Rare Nerve and Muscle Anomalies. Journ. Anat. Phys. **29** (1895) 84.
[116] Spurling, R. G. and W. B. Scoville: Lateral rupture of the cervical intervertebral discs. A common cause of shoulder and arm pain. Surg. Gynec. Obst. **78** (1944) 350–358.
[117] Steinbach, K.: Über Varietäten der Unterzungenbein- und Brustmuskulatur. Anat. Anz. **56** (1923) 488–506.
[118] Stifler: Zur Pathologie der Halsrippen. Münch. Med. Wschr. XLIII, **23** (1896) 544–545.
[119] Stewart, T. D.: Spondylolisthesis without separate neural arch (Pseudospondylolisthesis of Junghanns). J. Bone & Joint. Surg. **17** (1935) 640–648.
[120] Stopford, J. S. B. and E. D. Telford: Compression of the lower trunk of the brachial plexus by a first dorsal rib. With a note on the surgical treatment. Brit. J. Surg. **7** (1919) 168–177.
[121] Stott, C. F.: A note on the scalenus minimus muscle. J. Anat. **62** (1928) 359–361.
[122] Sunderland, S.: The distribution of sympathetic fibres in the brachial plexus in man. Brain (New York) **71** (1948) 88–102.
[123] Sunderland, S.: Nerves and nerve injuries. Churchill Livingstone. Edinburgh/London 1968.
[124] Sunderland, S. and G. M. Bedbrook: Narrowing of the second part of the subclavian artery. Anat. Rec. **104** (1949) 299–307.
[125] Telford, E. D. and S. Mottershead: Pressure at the cervicobrachial junction. An operative and anatomical study. J. Bone Jt. Surg. **30** B (1948) 249–265.
[126] Telford, E. D. and J. S. B. Stopford: The vascular complications of cervical rib. Brit. J. Surg. **18** (1931) 557–564.
[127] Theile, F. W.: Die Lehre von den Muskeln. In: S. Th. v. Soemmering, Vom Baue des menschlichen Körpers. 3. Bd., 1. Abt. Leipzig 1841.
[128] Tobler, L.: Der Achselbogen des Menschen, ein Rudiment des Panniculus carnosus der Mammalier. Gegenbaurs Morphol. Jahrb. (Leipzig) **30** (1902) 453–507.
[129] Todd, T. W.: Relation of the thoracic operculum in reference to the anatomy of cervical ribs. Journ. of Anat. and Physiol. XLVI (1911/12) 244.
[130] Todd, T. W.: The descent of the shoulder after birth. Anat. Anz. **41** (1912) 385–397.
[131] Todd, T. W.: The hinter end of the brachial plexus in man and mammals. Anat. Anz. **42** (1912) 129–144.
[133] Turner, W. J.: On the so-called two-headed ribs in Whales and in man. J. Anat. Physiol. **5** (1871) 348–361.
[134] Turner, W. M.: Cervical ribs and the so-called bicipital ribs in man, in relation to corresponding structures in the cetacea. J. Anat. Physiol. **17** (1882/83) 384–400.
[135] White, J. C., M. H. Poppel and R. Adams: Congenital malformations of first thoracic rib, cause of brachial neuralgia, which simulates cervical rib syndrome. Surg. Gynec. Obstet. **81** (1945) 643–659.
[136] Wilson, S. A. K.: Neurology. Vol. 2, pp. 1406–1416. Williams and Wilkins, Baltimore 1940.
[137] Wree, A.: Kompression des Nervus radialis durch einen Musculus coracobrachialis minor. Eine anatomische Studie. Anat. Anz. **153** (1983) 459–464.
[138] Wright, I. S.: The neurovascular syndrome produced by hyperabduction of the arms. Am. Heart J. **29** (1945) 1–19.
[139] Yates, R. L. and F. Raine: From surgical diagnosis (E. A. Graham). Saunders, London and Philadelphia 1930.
[140] Ziehen, Th.: Nervensystem. 1. Teil: Makroskopische und mikroskopische Anatomie des Rückenmarks. In: Handbuch der Anatomie des Menschen. 4. Bd. Fischer, Jena 1899.

J. Lang
Topographische Anatomie des Plexus brachialis
und Thoracic-outlet-Syndrom
Verlag Walter de Gruyter, Berlin, New York 1985

ERRATUM

In der 'CIP-Kurztitelaufnahme der Deutschen Bibliothek' ist der Vorname des Autors falsch aufgenommen worden.

Richtig heißt es:

Lang, Johannes

Die Anschrift des Autors lautet:

Professor Dr. J. Lang
Vorstand des Anatomischen Instituts
der Universität Würzburg
Koellikerstraße 6
D-8700 Würzburg

FSC
www.fsc.org
MIX
Papier | Fördert
gute Waldnutzung
FSC® C083411

Zeitfracht Medien GmbH
Ferdinand-Jühlke-Straße 7
99095 Erfurt, Deutschland
produktsicherheit@kolibri360.de